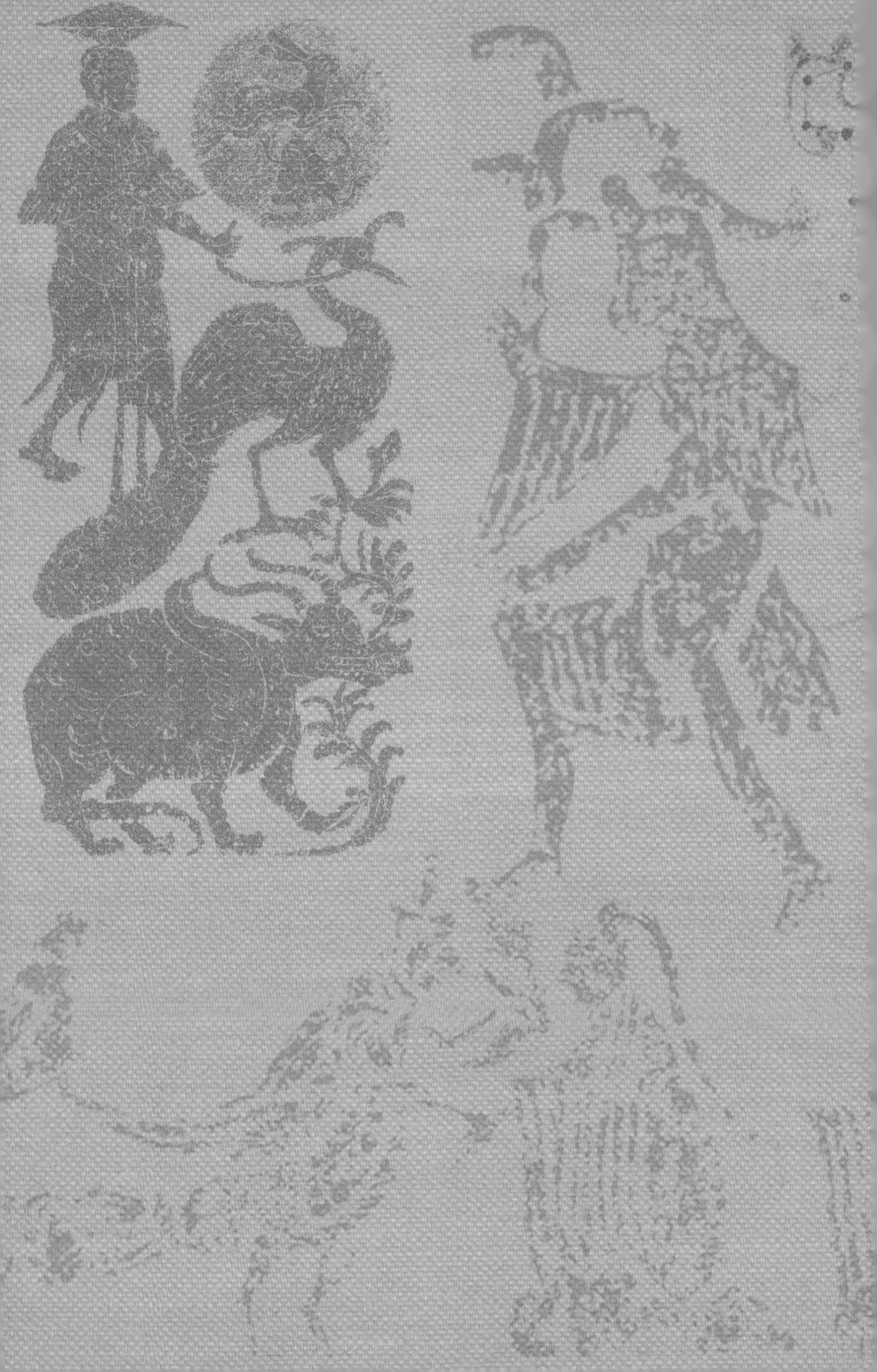

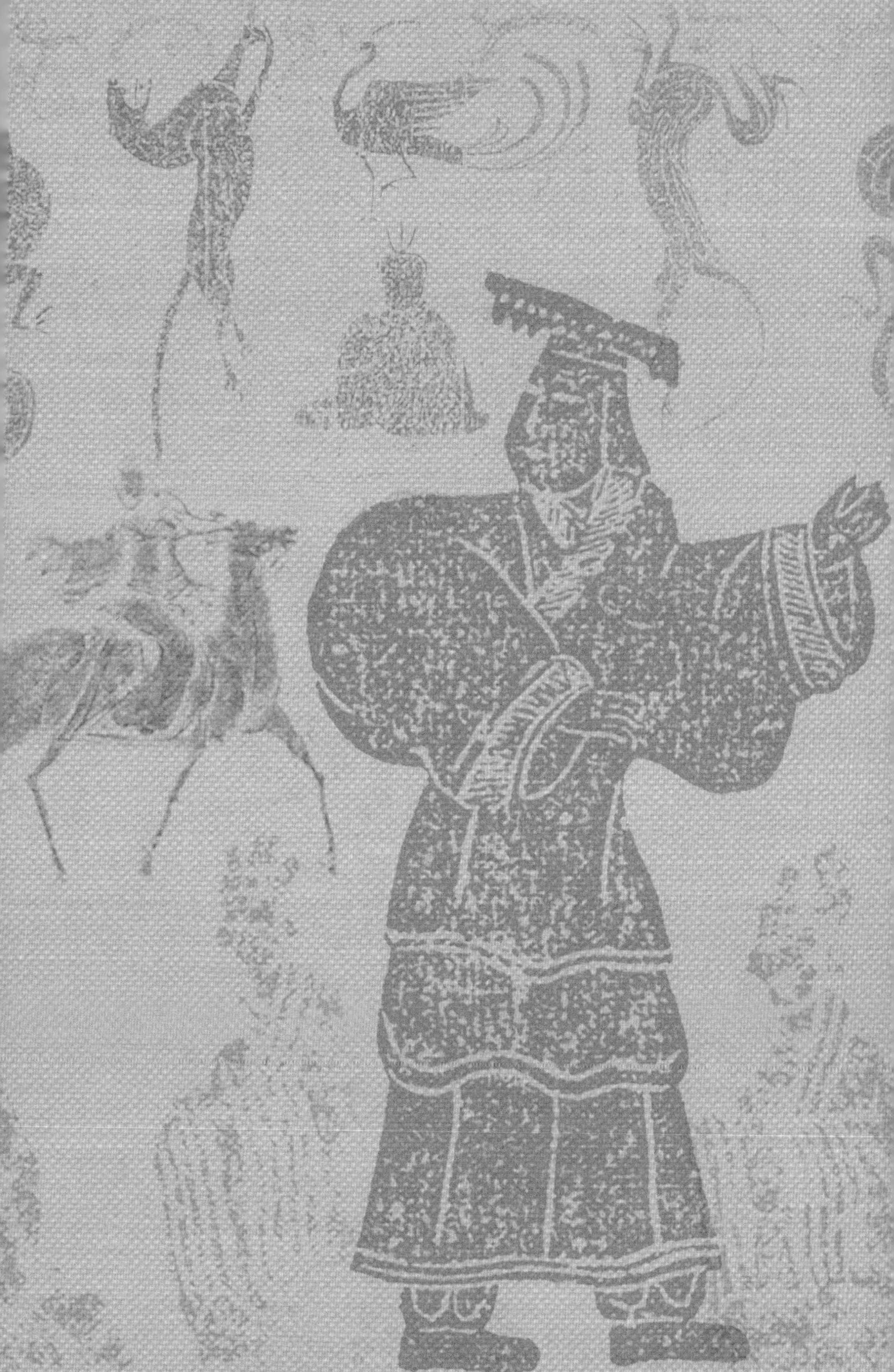

中国古医籍整理丛书

秘传内府经验女科

清·吴悔庵　纂辑

王春艳　杨杏林　校注

中国中医药出版社

·北　京·

图书在版编目（CIP）数据

秘传内府经验女科/（清）吴悔庵纂辑；王春艳，杨杏林校注．—北京：中国中医药出版社，2015.12（2024.8 重印）
（中国古医籍整理丛书）
ISBN 978－7－5132－3007－0

Ⅰ.①秘…　Ⅱ.①吴…　②王…　③杨…　Ⅲ.①中医妇科学－中国－清代　Ⅳ.①R271.1

中国版本图书馆 CIP 数据核字（2015）第 294816 号

中国中医药出版社出版
北京经济技术开发区科创十三街 31 号院二区 8 号楼
邮政编码　100013
传真　010 64405750
北京盛通印刷股份有限公司印刷
各地新华书店经销
*
开本 710×1000　1/16　印张 6　字数 30 千字
2015 年 12 月第 1 版　2024 年 8 月第 2 次印刷
书　号　ISBN 978－7－5132－3007－0
*
定价　18.00 元
网址　www.cptcm.com

服务热线　010 64405510
购书热线　010 64065415　010 64065413
微信服务号　zgzyycbs
书店网址　csln.net/qksd/
官方微博　http://e.weibo.com/cptcm
淘宝天猫网址　http://zgzyycbs.tmall.com

国家中医药管理局
中医药古籍保护与利用能力建设项目
组织工作委员会

主　任　委　员　王国强

副 主 任 委 员　王志勇　李大宁

执行主任委员　曹洪欣　苏钢强　王国辰　欧阳兵

执行副主任委员　李　昱　武　东　李秀明　张成博

委　　　　员

各省市项目组分管领导和主要专家

（山东省）武继彪　欧阳兵　张成博　贾青顺

（江苏省）吴勉华　周仲瑛　段金廒　胡　烈

（上海市）张怀琼　季　光　严世芸　段逸山

（福建省）阮诗玮　陈立典　李灿东　纪立金

（浙江省）徐伟伟　范永升　柴可群　盛增秀

（陕西省）黄立勋　呼　燕　魏少阳　苏荣彪

（河南省）夏祖昌　刘文第　韩新峰　许敬生

（辽宁省）杨关林　康廷国　石　岩　李德新

（四川省）杨殿兴　梁繁荣　余曙光　张　毅

各项目组负责人

王振国（山东省）　王旭东（江苏省）　张如青（上海市）

李灿东（福建省）　陈勇毅（浙江省）　焦振廉（陕西省）

蔡永敏（河南省）　鞠宝兆（辽宁省）　和中浚（四川省）

项目专家组

顾　问　马继兴　张灿玾　李经纬

组　长　余瀛鳌

成　员　李致忠　钱超尘　段逸山　严世芸　鲁兆麟
　　　　　郑金生　林端宜　欧阳兵　高文柱　柳长华
　　　　　王振国　王旭东　崔　蒙　严季澜　黄龙祥
　　　　　陈勇毅　张志清

项目办公室（组织工作委员会办公室）

主　任　王振国　王思成

副主任　王振宇　刘群峰　陈榕虎　杨振宁　朱毓梅
　　　　　刘更生　华中健

成　员　陈丽娜　邱　岳　王　庆　王　鹏　王春燕
　　　　　郭瑞华　宋咏梅　周　扬　范　磊　张永泰
　　　　　罗海鹰　王　爽　王　捷　贺晓路　熊智波

秘　书　张丰聪

前言

中医药古籍是传承中华优秀文化的重要载体，也是中医学传承数千年的知识宝库，凝聚着中华民族特有的精神价值、思维方法、生命理论和医疗经验，不仅对于传承中医学术具有重要的历史价值，更是现代中医药科技创新和学术进步的源头和根基。保护和利用好中医药古籍，是弘扬中国优秀传统文化、传承中医学术的必由之路，事关中医药事业发展全局。

1949年以来，在政府的大力支持和推动下，开展了系统的中医药古籍整理研究。1958年，国务院科学规划委员会古籍整理出版规划小组在北京成立，负责指导全国的古籍整理出版工作。1982年，国务院古籍整理出版规划小组召开全国古籍整理出版规划会议，制定了《古籍整理出版规划（1982—1990）》，卫生部先后下达了两批200余种中医古籍整理任务，掀起了中医古籍整理研究的新高潮，对中医文化与学术的弘扬、传承和发展，发挥了极其重要的作用，产生了不可估量的深远影响。

2007年《国务院办公厅关于进一步加强古籍保护工作的意见》明确提出进一步加强古籍整理、出版和研究利用，以及

“保护为主、抢救第一、合理利用、加强管理”的方针。2009年《国务院关于扶持和促进中医药事业发展的若干意见》指出，要“开展中医药古籍普查登记，建立综合信息数据库和珍贵古籍名录，加强整理、出版、研究和利用”。《中医药创新发展规划纲要（2006—2020）》强调继承与创新并重，推动中医药传承与创新发展。

2003～2010年，国家财政多次立项支持中国中医科学院开展针对性中医药古籍抢救保护工作，在中国中医科学院图书馆设立全国唯一的行业古籍保护中心，影印抢救濒危珍本、孤本中医古籍1640余种；整理发布《中国中医古籍总目》；遴选351种孤本收入《中医古籍孤本大全》影印出版；开展了海外中医古籍目录调研和孤本回归工作，收集了11个国家和2个地区137个图书馆的240余种书目，基本摸清流失海外的中医古籍现状，确定国内失传的中医药古籍共有220种，复制出版海外所藏中医药古籍133种。2010年，国家财政部、国家中医药管理局设立“中医药古籍保护与利用能力建设项目”，资助整理400余种中医药古籍，并着眼于加强中医药古籍保护和研究机构建设，培养中医古籍整理研究的后备人才，全面提高中医药古籍保护与利用能力。

在此，国家中医药管理局成立了中医药古籍保护和利用专家组和项目办公室，专家组负责项目指导、咨询、质量把关，项目办公室负责实施过程的统筹协调。专家组成员对古籍整理研究具有丰富的经验，有的专家从事古籍整理研究长达70余年，深知中医药古籍整理研究的重要性、艰巨性与复杂性，履行职责认真务实。专家组从书目确定、版本选择、点校、注释等各方面，为项目实施提供了强有力的专业指导。老一辈专家的学术水平和智慧，是项目成功的重要保证。项目承担单位山东中医药大学、南京中医药大学、上海中医药大学、福建中医药大学、浙江省中医药研究院、陕西省中医药研究院、河南省中医药研究院、辽宁中医药大学、成都中医药大学及所在省市中医药管理部门精心组织，充分发挥区域间互补协作的优势，并得到承担项目出版工作的中国中医药出版社大力配合，全面推进中医药古籍保护与利用网络体系的构建和人才队伍建设，使一批有志于中医学术传承与古籍整理工作的人才凝聚在一起，研究队伍日益壮大，研究水平不断提高。

本着“抢救、保护、发掘、利用”的理念，该项目重点选择近60年未曾出版的重要古医籍，综合考虑所选古籍的保护价值、学术价值和实用价值。400余种中医药古籍涵盖了医经、基础理论、诊法、伤寒金匮、温病、本草、方书、内科、外科、女科、儿科、伤科、眼科、咽喉口齿、针灸推拿、养生、医案医话医论、医史、临证综合等门类，跨越唐、宋、金元、明以迄清末。全部古籍均按照项目办公室组织完成的行业标准《中医古籍整理规范》及《中医药古籍整理细则》进行整理校注，绝大多数中医药古籍是第一次校注出版，一批孤本、稿本、抄本更是首次整理面世。对一些重要学术问题的研究成果，则集中收录于各书的“校注说明”或“校注后记”中。

“既出书又出人”是本项目追求的目标。近年来，中医药古籍整理工作形势严峻，老一辈逐渐退出，新一代普遍存在整理研究古籍的经验不足、专业思想不坚定等问题，使中医古籍整理面临人才流失严重、青黄不接的局面。通过本项目实施，搭建平台，完善机制，培养队伍，提升能力，经过近5年的建设，锻炼了一批优秀人才，老中青三代齐聚一堂，有效地稳定了研究队伍，为中医药古籍整理工作的开展和中医文化与学术的传承提供必备的知识和人才储备。

本项目的实施与《中国古医籍整理丛书》的出版，对于加强中医药古籍文献研究队伍建设、建立古籍研究平台，提高古籍整理水平均具有积极的推动作用，对弘扬我国优秀传统文化，推进中医药继承创新，进一步发挥中医药服务民众的养生保健与防病治病作用将产生深远影响。

第九届、第十届全国人大常委会副委员长许嘉璐先生，国家卫生计生委副主任、国家中医药管理局局长、中华中医药学会会长王国强先生，我国著名医史文献专家、中国中医科学院马继兴先生在百忙之中为丛书作序，我们深表敬意和感谢。

由于参与校注整理工作的人员较多，水平不一，诸多方面尚未臻完善，希望专家、读者不吝赐教。

国家中医药管理局中医药古籍保护与利用能力建设项目办公室

二〇一四年十二月

许 序

“中医”之名立，迄今不逾百年，所以冠以“中”字者，以别于“洋”与“西”也。慎思之，明辨之，斯名之出，无奈耳，或亦时人不甘泯没而特标其犹在之举也。

前此，祖传医术（今世方称为“学”）绵延数千载，救民无数；华夏屡遭时疫，皆仰之以度困厄。中华民族之未如印第安遭染殖民者所携疾病而族灭者，中医之功也。

医兴则国兴，国强则医强。百年运衰，岂但国土肢解，五千年文明亦不得全，非遭泯灭，即蒙冤扭曲。西方医学以其捷便速效，始则为传教之利器，继则以“科学”之冕畅行于中华。中医虽为内外所夹击，斥之为蒙昧，为伪医，然四亿同胞衣食不保，得获西医之益者甚寡，中医犹为人民之所赖。虽然，中国医学日益陵替，乃不可免，势使之然也。呜呼！覆巢之下安有完卵？

嗣后，国家新生，中医旋即得以重振，与西医并举，探寻结合之路。今也，中华诸多文化，自民俗、礼仪、工艺、戏曲、历史、文学，以至伦理、信仰，皆渐复起，中国医学之兴乃属必然。

迄今中医犹为国家医疗系统之辅，城市尤甚。何哉？盖一则西医赖声、光、电技术而于20世纪发展极速，中医则难见其进。二则国人惊羡西医之“立竿见影”，遂以为其事事胜于中医。然西医已自觉将入绝境：其若干医法正负效应相若，甚或负远逾于正；研究医理者，渐知人乃一整体，心、身非如中世纪所认定为二对立物，且人体亦非宇宙之中心，仅为其一小单位，与宇宙万象万物息息相关。认识至此，其已向中国医学之理念“靠拢”矣，虽彼未必知中国医学何如也。唯其不知中国医理何如，纯由其实践而有所悟，益以证中国之认识人体不为伪，亦不为玄虚。然国人知此趋向者，几人？

国医欲再现宋明清高峰，成国中主流医学，则一须继承，一须创新。继承则必深研原典，激清汰浊，复吸纳西医及我藏、蒙、维、回、苗、彝诸民族医术之精华；创新之道，在于今之科技，既用其器，亦参照其道，反思己之医理，审问之，笃行之，深化之，普及之，于普及中认知人体及环境古今之异，以建成当代国医理论。欲达于斯境，或需百年欤？予恐西医既已醒悟，若加力吸收中医精粹，促中医西医深度结合，形成21世纪之新医学，届时“制高点”将在何方？国人于此转折之机，能不忧虑而奋力乎？

予所谓深研之原典，非指一二习见之书、千古权威之作；就医界整体言之，所传所承自应为医籍之全部。盖后世名医所著，乃其秉诸前人所述，总结终生行医用药经验所得，自当已成今世、后世之要籍。

盛世修典，信然。盖典籍得修，方可言传言承。虽前此50余载已启医籍整理、出版之役，惜旋即中辍。阅20载再兴整理、出版之潮，世所罕见之要籍千余部陆续问世，洋洋大观。

今复有“中医药古籍保护与利用能力建设”之工程，集九省市专家，历经五载，董理出版自唐迄清医籍，都400余种，凡中医之基础医理、伤寒、温病及各科诊治、医案医话、推拿本草，俱涵盖之。

噫！璐既知此，能不胜其悦乎？汇集刻印医籍，自古有之，然孰与今世之盛且精也！自今而后，中国医家及患者，得览斯典，当于前人益敬而畏之矣。中华民族之屡经灾难而益蕃，乃至未来之永续，端赖之也，自今以往岂可不后出转精乎？典籍既蜂出矣，余则有望于来者。

谨序。

第九届、十届全国人大常委会副委员长

許嘉璐

二〇一四年冬

王序

中医学是中华民族在长期生产生活实践中，在与疾病作斗争中逐步形成并不断丰富发展的医学科学，是中国古代科学的瑰宝，为中华民族的繁衍昌盛作出了巨大贡献，对世界文明进步产生了积极影响。时至今日，中医学作为我国医学的特色和重要医药卫生资源，与西医学相互补充、相互促进、协调发展，共同担负着维护和促进人民健康的任务，已成为我国医药卫生事业的重要特征和显著优势。

中医药古籍在存世的中华古籍中占有相当重要的比重，不仅是中医学术传承数千年最为重要的知识载体，也是中医为中华民族繁衍昌盛发挥重要作用的历史见证。中医药典籍不仅承载着中医的学术经验，而且蕴含着中华民族优秀的思想文化，凝聚着中华民族的聪明智慧，是祖先留给我们的宝贵物质财富和精神财富。加强对中医药古籍的保护与利用，既是中医学发展的需要，也是传承中华文化的迫切要求，更是历史赋予我们的责任。

2010 年，国家中医药管理局启动了中医药古籍保护与利用能力建设项目。这既是传承中医药的重要工程，也是弘扬优秀民族文化的重要举措，不仅能够全面推进中医药的有效继承和创新发展，为维护人民健康作出贡献，也能够彰显中华民族的璀璨文化，为实现中华民族伟大复兴的中国梦作出贡献。

相信这项工作一定能造福当今，嘉惠后世，福泽绵长。

国家卫生和计划生育委员会副主任

国家中医药管理局局长

中华中医药学会会长

二〇一四年十二月

马 序

新中国成立以来，党和国家高度重视中医药事业发展，重视古籍的保护、整理和研究工作。自1958年始，国务院先后成立了三届古籍整理出版规划小组，分别由齐燕铭、李一氓、匡亚明担任组长，主持制定了《整理和出版古籍十年规划（1962—1972）》《古籍整理出版规划（1982—1990）》《中国古籍整理出版十年规划和“八五”计划（1991—2000）》等，而第三次规划中医药古籍整理即纳入其中。1982年9月，卫生部下发《1982—1990年中医古籍整理出版规划》，1983年1月，中医古籍整理出版办公室正式成立，保证了中医古籍整理出版规划的实施。2002年2月，《国家古籍整理出版“十五”（2001—2005）重点规划》经新闻出版署和全国古籍整理出版规划领导小组批准，颁布实施。其后，又陆续制定了国家古籍整理出版“十一五”和“十二五”重点规划。国家财政多次立项支持中国中医科学院开展针对性中医药古籍抢救保护工作，文化部在中国中医科学院图书馆专门设立全国唯一的行业古籍保护中心，国家先后投入中医药古籍保护专项经费超过3000万元，影印抢救濒危珍、善、孤本中医古籍1640余种，开展了海外中医古籍目录调研和孤本回归工作。2010年，国家财政部、国家中医药管理局安排国家公共卫生专项资金，设立了“中医药古籍保护与利用能力建设项目”，这是继1982～1986年第一批、第二批重要中医药古籍整理之后的又一次大规模古籍整理工程，重点整理新中国成立后未曾出版的重要古籍，目标是形成并普及规范的通行本、传世本。

为保证项目的顺利实施，项目组特别成立了专家组，承担咨询和技术指导，以及古籍出版之前的审定工作。专家组中的许多成员虽逾古稀之年，但老骥伏枥，孜孜不倦，不仅对项目进行宏观指导和质量把关，更重要的是通过古籍整理，以老带新，言传身教，培养一批中医药古籍整理研究的后备人才，促进了中医药古籍保护和研究机构建设，全面提升了我国中医药古籍保护与利用能力。

作为项目组顾问之一，我深感中医药古籍保护、抢救与整理工作的重要性和紧迫性，也深知传承中医药古籍整理经验任重而道远。令人欣慰的是，在项目实施过程中，我看到了老中青三代的紧密衔接，看到了大家的坚持和努力，看到了年轻一代的成长。相信中医药古籍整理工作的将来会越来越好，中医药学的发展会越来越好。

欣喜之余，以是为序。

中国中医科学院研究员

马继兴

二〇一四年十二月

校注说明

《秘传内府经验女科》五卷，清·吴悔庵纂辑。吴悔庵，浙江武林（今杭州市）人，生卒时间及生平均不详。据书末有“光绪念肆年春正月下澣橘泉氏抄”，可知此书成书年代当不晚于1898年。本书为抄本，现存于上海中医药大学图书馆，经查《中国中医古籍总目》及《中国医籍大辞典》，未见有其他相同书目及版本，故为孤本。

此次整理以上海中医药大学图书馆所藏抄本为底本，具体校注原则如下：

1. 原书为繁体字竖排，本次整理对原书进行标点，并改为简化字横排，原“右” “左”表示前后文者，径改为“上”“下”。

2. 凡底本中因抄写致误的明显错别字，予以改正。

3. 对底本中的异体字、俗体字及古字，按照从俗、从简、书写方便和音义明确的原则，予以径改，不出校。如椶—棕、餙—饰、閧—哄、臈—腊、稜—棱、煖—暖等。

4. 中药名如为俗写，则统一改为规范药名。如山查—山楂、梹榔—槟榔、山棱—三棱等。

5. 对底本中个别冷僻字词加以注音和解释。

6. 对底本、校本中的脱文，或模糊不清难以辨认者，以虚阙号“□”按所脱字数补入。

7. 对正文中原著者的自注文字或抄录者、收藏者的批注语，以小一号字体置于正文相应处，前加“批注”。

8. 底本目录与正文略有出入，据正文修改，不出校记。

目　录

卷　一

卷　二

卷　三

卷　四

卷　五

卷　一

调经门

调经总论第一

《内经》云：女子二七而天癸至，任脉通，太冲脉盛，月事以时下。

天癸者，天一生水，在人为肾，肾应北方之癸水，水为天一之源者也。冲脉[1]者，奇经八脉中之二也。冲脉挟脐上，内主血海；任脉循腹里，系于胞胎。二脉通调，经脉盈溢，应时而下，三旬一至，以像月，满则亏，行之则恒，故名之月经。凡遇经水来时，善宜调理，稍有乖违，却与产后受病相似。若被重劳惊恐，则气血错乱，经水断绝，多致血分劳瘵之候。若逆行头面或下流肢节，逆成肿痛不宁。如怒郁伤肝，便有头晕、胁痛、呕血。若痈肿疮疡，经血深注其间，则窍穴淋漓不已。如外感六淫，则变症蜂起。初时医药勿愈，延久厥疾难瘳，可不慎哉？

调经脉论第二

《脉诀》云：尔乃尺中脉滑，定知女经不调。[2] 尺脉滑，气血实，主经脉不利也。

少阴脉弱而微，主少血；滑而数者，阴中生疮。尺脉来时断续者，主月水不利；脉来状若琴弦，当患小腹痛、月水不调、

---

① 冲脉：当为“冲任”。
② 尔乃……女经不调：语见《脉诀·乳海》卷一《脉赋》。

孔窍生疮。寸口脉微迟，谓寒在上焦，主呕吐；脉浮弱，浮则为虚，弱则为血少。左关脉沉，主月水不调，并患腰腹痛。寸关脉调，两尺不至，月水不利，当小腹痛连及胸胁，乃气滞上攻胸腹也。

经不通达，脐寒疝瘕，其脉沉紧，此因寒气客于血室，血凝不行，为气所冲，新血与旧血相搏，故作痛也。

漏下赤白，脉迟虚弱小者生，紧大急疾者死。寸口脉弦微，小腹痛引腰脊者，必崩漏下血。寸口脉弦大，弦则为紧，大则为芤，紧乃是寒，芤乃是虚，虚寒相搏，其名为革，主半产漏下。左寸脉洪，主胸中怒气；关脉洪，主腹中冷气；尺脉洪，主不□。右寸脉洪，主上焦热，咳嗽痰喘，身发潮热；关脉洪，主胃中气痛；尺脉洪，主有孕；尺脉细，主子宫冷。

两手六脉，一般洪缓而清长，主寿高且贵。

女人除此调经、胎前、产后，余皆与男子同看。

调经治论第三

经者，常候也。太过不及，皆为不调。或六淫外感、七情内伤，或饮食不节、起居不时，以致脾胃不和，心火旺动，则经不调矣。故趱[①]前为热，退后为虚。血滞宜破，血枯宜补，血热宜清，血冷宜温。经前作痛，乃脾经湿滞，肝经郁火；经后作痛，乃脾经血亏，肝经血积。常时发热，为血虚有积；经行发热，乃血少生热。均宜四物汤主之。

主令　妇人坤道血为基，营卫调和最得宜，血盛气衰宜养卫，血虚气旺补营滋。经行血热来多紫，色淡由痰湿在脾，先痛动红因气滞，过期痛甚血虚医。调经四物汤为主，虚热逍遥

① 趱（zǎn 攒）：赶，加快。

散可施，荆芥黄芩因脉数，痰湿枳术二陈惟。脉迟寒滞宜姜桂，胸闷青皮快胃脾，力弱参芪能补气，和之经血自如期。

四物汤

当归酒洗，三钱　地黄三钱　白芍二钱　川芎一钱五分

治血虚发热，失血诸症，烦躁不安，经候不调，并皆治之。四物汤者，四般之药，相影而各建奇功，并行不悖，川芎上行达郁，当归补虚养血，芍药平肝泻热，地黄滋阴凉血，能使肝胆之血调，阴阳之气畅，故主女科要药。

四物汤加减　室女二七而天癸至，有当时未至而后至者，有卒然暴下淋漓不止如崩漏者，失血过多，变生诸症，故立减加法。

经事先期作痛者，气滞也，加木香、香附。

经事不及期来者，血热也，加酒炒黄连。

经候正行腹痛者，虚热也，加丹皮、地骨。

经候过期作痛者，虚中有寒也，去生地，加肉桂、炮姜、熟地。

过期有块作痛者，寒凝血滞也，去生地，加肉桂、延胡、灵脂。

过期色淡者，夹痰也，加陈皮、半夏。

常过期者，血少也，加阿胶、川断肉。

血色鲜而不止者，亦血热也，倍生地。

经来紫黑色者，热极也，加黄芩、山栀。

经行或时断续不来，积块痛如芒刺者，血涩也，加红花、桃仁、泽兰。

肥人子少者，由痰多脂满，闭塞子宫，不能施化也，加陈皮、半夏、枳壳。

瘦人子少者，乃子宫无血，精气难聚也，加阿胶、熟地，倍当归。

经来饮食不爱者，脾胃虚也，加陈皮、白术、砂仁。

经来四肢痿弱，面无颜色，乃气虚血弱，加人参、黄芪。

经来过期，若无他症，加黄芩、炒蒲黄。

阴阳交合，经脉不行，加肉桂、广木香。

月水不行，加牛膝、红花、苏木，酒水煎。

月水不通，小便淋漓，加木通、大黄、车前子。

经血凝滞，腹内血气痛，加蓬术、官桂。

经水不匀，或多或少，或前过后，去生地，加肉桂、延胡。

月水不行，发热如劳瘵，加柴胡、黄芪。

经来头疼，筋骨肢节痛，加羌活、防风。

气滞上攻，胸胁间满闷，加木香、槟榔。

脐下虚冷，腹中痛及腰脊间痛，加延胡、川楝、楂肉。

经来如黑豆汁，加黄连、黄芩，倍生地。

经水涩少，加红花、桃仁，倍当归。

血积加官桂、牛膝、三棱、莪术。

经闭不通第四

经云：二阳之病发心脾，女子则月事不下。① 二阳者，足阳明胃也。食入于胃，输精于脾。胃阳有病，则不能受纳传化，使心血不流，脾气不舒，何以能资？心脾既无所养，则不得受化而生精血矣。故东垣先生专主理脾。脾为生化之源，心统诸经之血，若心脾两经平和，则经候如常。或触寒冒冷，或素堕

---

① 二阳……月事不下：语本《素问·阴阳别论》。原文作“二阳之病发心脾，有不得隐曲，女子不月。”

胎，或多产伤血，或潮热消血，或盗汗耗血，或脾胃不和，饮食少而不生血，或痢疾肠风失血，或七情所伤，气停郁结，闭而不通，或为癥瘕，或为水肿，或为劳瘵，并宜培养中州，调和气血为主。

主令 经凝气滞不流通，脾弱营亏断续红，痛后汗多皆损血，或因湿热冷兼风。脉沉气郁宜疏利，弦紧寒凝积可攻，四物槟棱莪术共，桃仁牛膝桂虻虫。虚濡气弱人参术，鞭草芪丹更有功，胃火烁精经闭塞，黄芩加酒是良功。

通经养营汤 治血枯经闭之症，始因心境不足，渐致心血亏耗，乏血归肝，而出纳之用已竭，是以脾土不磨而饮食亦少，肺经失养则气滞不通。经云母能令子虚①，则无以滋肾阴矣。夫月经全赖肾水施化，肾水既乏，则精血日枯，元阳亢而肉消肌削，真阴剧而血枯经闭。是方曰通经养营者，亦务乎本治云尔。

熟地酒蒸，三钱 生地三钱 当归酒洗，二钱 白芍二钱 阿胶二钱 川断一钱 川芎一钱 陈皮一钱 茯苓一钱 甘草三分

脾胃虚弱加人参、白术、山药；夜热去川芎，加柴胡、地骨；咳嗽去川芎，加桔梗、麦冬；咳嗽见红去川芎，加紫菀、贝母。

通经散 治月经不通，或积瘀血，时作腹痛，攻利小腹，结块实硬。

刘寄奴二两 归尾一两 赤芍一两 牛膝一两 延胡一两 乌药一两 穿山甲一两 丹皮一两 红花一两 三棱醋炒，半两 蓬术醋炒，半两 官桂一钱 水飞辰砂另研，三钱

---

① 母能令子虚：语见《难经·七十五难》。

共炒为末，每服二钱，空心温酒调下。

此方善调经脉，用之于血滞者有功，若遗之而不服，则延久难痊，乃养病自遗患也。如若不通，更宜多服，亦无所误。

经闭发热第五

其症因经行之时，或加怒郁伤肝，则气不通；或食瓜果酸寒，则血凝不行。初起一二月之间，便生寒作热，五心烦热，口苦咽干，面色或赤或黄，初时疗治，遂可易愈。先宜逍遥散退其寒热，后用紫金丸每日进之，渐纳谷气，脾土一胜，自然经血流通，可万无一失。若延祸半年失治，变作骨蒸，子午潮热，肌肉消瘦，骨露如柴，泄泻不止，则百无一生。

逍遥散 治三脏郁热，口燥咽干，食少嗜卧，小便涩数，盗汗发热，咳嗽等症。

当归酒拌，一钱　白芍酒炒，一钱　柴胡酒拌，一钱　白术土炒，一钱　茯苓一钱　炙甘草五分

加煨姜、薄荷煎。

“逍遥”与“消摇”同。消乃散其气分之郁，摇乃动其血分之郁，不伤正气。盖郁为情志之病，丹溪之论六郁，思怒忧致病者多。思则气结于心，伤于脾。忧则神志不宁，精气消索。心脾日已耗损，含怒未发，肝气内郁，乘胜于脾。治以柴胡，肝欲散；佐以甘草，肝苦急；当归以辛补之，白芍以酸泻之；治以白术、茯苓，脾苦湿；佐以甘草，心欲暖，以甘泻之。加薄荷、生姜入煎且滤，皆取其辛香散郁。立斋①加山栀能清气分郁火，丹皮善泻血分郁热，其理颇通，宜当增用。

---

① 立斋：薛己（1487—1559）字新甫，号立斋，江苏吴县人，明代医家，著《女科撮要》等。

加味逍遥散 治三脏血虚，心脾作楚，气满三焦，熏蒸孔窍，咽喉如有食妨碍，咯之不出，咽之不下，心火益炽，此真血烁蚀之象也。治之者宜当从本，不必兼标，若攻火消痰，则愈损冲和之气矣。

柴胡一钱 白术一钱 丹皮一钱 黄芪一钱 天麻一钱 元参一钱 川芎八分 桔梗八分 泽泻八分 半夏曲炒，二钱 升麻三分 炙草三分

升麻标无光之焰，泽泻开淖潦①之湿。火急于上，甘草以缓之；气陷于下，舟楫以载之。浮游之火充咽喉，元参以参赞；非时之寒客募原，川芎以调达。丹皮所以损其过，柴胡所以达其逆。半夏曲之酸脾，脾者心之子也；天麻调肝，肝者心之母也。白术培土调中，不损冲和之气；黄芪固表实膜，无碍中土之阴。是以力锐功专，病可霍然。

紫金丸 治脾胃不和，经闭发热。

陈皮 青皮 苍术 砂仁炒，去心 香附 乌药 枳壳 良姜 槟榔 红豆 三棱醋炒 蓬术

以上各二两为末，陈米糊捣和丸，每服三钱，食远②米饮下。

女子暗闭第六

室女月信，将出血海，不识保养，或食酸寒冷滞之物，或将衣服用冷水洗濯，或盥沐手足，寒气入内。盖血见寒则凝滞不行，而气亦滞焉。故面色青黄，足虚腹大，有如惶子③之状，

① 淖潦：烂泥积水。
② 食远：离进餐较远的时间。
③ 惶子：犹怀子。

渐致遍身浮肿。人皆作水肿治之，其病更剧，宜服通经丸，血得通而肿自消矣。

通经丸 治寒凝腹痛，经闭不行。

当归 川芎 赤芍 穿山甲炒 三棱醋炒 蓬术醋炒。各一两

陈米糊共末，捣和为丸，每服三钱，空心温酒送下。

血虚发热第七

症由妇人素性躁急，遇经行时，或加怒郁，或房劳触伤，致血虚发热，腹中结块，或左右攻动，月水不行，便成五心烦热，头昏目暗，咳嗽生痰。先用逍遥散清其热，继以紫菀汤止其嗽。若半载一年失医，则皮瘦肌削，下痢不食，乃为死候。

逍遥散见本论第五条

紫菀汤 治气逆咳嗽，虚热痰红。

款冬花一钱 紫菀一钱 杏仁去皮尖，研，十粒 桑皮蜜炙，一钱 知母一钱 贝母去心，研，一钱 五味子一钱 枳实一钱 苏子炒，研，一钱 橘红一钱

经行潮热第八

经来潮热，饮食不下，皆由血少胃虚。不须前药，宜用鸭血酒服之，自当见效。

鸭血酒 乌嘴白鸭一只，取血，冲入温酒内服。

热入血室第九

此因妇人伤风伤寒发热，经水适来，昼则安静，暮则发热，谵语有如疟状，此为热入血室。治之者，无犯胃气及上下焦，宜服小柴胡汤加生地调之。

小柴胡汤 治往来寒热，心烦谵语，耳聋口苦，胸满呕恶。

柴胡 半夏 人参 甘草 黄芩 姜枣

经未尽潮热第十

经来余血未尽，便觉口渴，小腹痛甚，遍身潮热，因食伤生冷，血滞不通，不宜用补，宜服莪术散。经行热去，自然痛止潮安。

莪术散

莪术醋炒，一钱　三棱醋炒，一钱　红花一钱　苏木一钱

上为粗末，每服一钱，水一碗煎，空心服。

月经先期第十一

月经先期而至，色似猪肝，便作五心烦热，腰疼及小腹痛，面色痿黄，乃气滞血热。先用黄芩散清其热，后服调经丸，俾气血得和，而经自止矣。

黄芩散　治经行发热，口渴虚烦。

地骨皮洗，一钱　黄芩一钱　花粉一钱　知母一钱　川芎一钱　当归一钱　生甘草一分　白术一钱　白芍土炒，一钱

调经丸　治气滞血涩，块攻腹痛。

熟地酒蒸，三两　生地　白芍　川芎　当归　大茴香　小茴香　香附童便浸，炒　砂仁炒，去心，研　延胡　茯苓　三棱醋炒　莪术醋炒，各一两

上为末，陈米糊丸，每服三钱，空心酒下。

月经后期第十二

月经后期而至，色如屋漏水，头昏目暗，小腹作痛，更兼带下，口臭如鱼腥，恶心吐逆，乃气虚血少，脾胃湿热。先用理经四物汤，后服内补当归丸，其症即痊。

理经四物汤

生地三钱　当归二钱　白芍二钱　川芎一钱　白术土炒，一钱

黄芩一钱　香附童便浸，二钱　延胡一钱　柴胡一钱

内补当归丸

熟地　当归　白芍　川芎　阿胶　续断　白术　萸肉　茯苓　附子　炮姜　厚朴　苁蓉漂淡　蒲黄各一两　炙草一两

上炒为末，炼蜜丸，每服三钱，酒下。

月经或前或后第十三

此症因脾土有亏，不思饮食，以致血衰，故月经落后。或次月饮食多进，气血稍和，则月经又趱前矣。用药不须理血，只宜培土，脾气胜而经自应期矣。宜紫金丸服之自愈。

紫金丸见前第五条

每月经来二三次第十四

经来几点而止，过五六日又来，一月常行二三度，面色青黄。此因血涩气乱，先宜妇宝丹和其气血，次服紫金丸补脾理气，后月即安。

妇宝丹

香附童便、盐水、酒、醋各浸三日，四两　生地切片，二两　当归二两　白芍二两　川芎一两　阿胶一两　艾叶一两

上为末，用泽兰叶煎汤，泛为丸，每服三钱，酒下。

紫金丸见前第五条

经来不节第十五

经来十日半月，淋漓不止，乃因多食椒姜，热物致血热妄行不节，宜服金狗散自愈。

金狗散　治月水不节及崩漏下血。

金毛狗脊去毛，三钱　生地三钱　阿胶一钱　续断一钱　地榆炒，一钱　白芍一钱　川芎一钱　黄芩一钱　白术土炒，一钱

上为粗末，煎服。

经如黄泥水第十六

经来色如黄泥水，此属大虚，不宜用寒凉药，当服加味四物汤温经补血，使经暖血和，则经色自正矣。

加味四物汤

熟地三钱　当归二钱　白芍二钱　川芎一钱　阿胶一钱　黄芪蜜炙，一钱　附子童便制，一钱　肉桂五分　干姜五分　香附童便浸，二钱　乌药一钱　延胡一钱　萸肉一钱　茯苓一钱　小茴一钱　姜两片　枣三枚

经如铜绿水第十七

经来色如铜绿水，全无血色，此乃大虚大寒，亦不可用寒凉。宜服乌鸡丸，非惟病愈，更能有孕。

乌鸡丸

乌骨鸡去毛、杂，煮烂去骨　天雄半两　附子童便制，半两　肉桂去粗皮，半两　鹿茸三两　苁蓉漂，三两　山萸三两　山药三两　蒲黄三两　熟地三两　当归三两　白芍三两　川芎三两

上炒为末，捣鸡肉，少加陈米糊丸，每服三钱，空心开水或酒下。

经来全白色第十八

经来纯白无红，小便痛，五心烦热，面色青黄，此皆营血大亏，亦宜乌鸡丸服之自愈。

乌鸡丸见上条

经来如葱白片第十九

经来成块，如葱白片，便头眩目晕，口唇麻木，亦属虚寒，宜服内补当归丸自效。

内补当归丸见前十二条

经如牛膜片第二十

经来如牛膜片，便昏迷倒地，此属气血凝聚。虽系惊人，可云无事，宜服朱雄丸即安。

朱雄丸

朱砂水飞，一钱　雄黄一钱　白茯苓二两

上为末，陈米糊丸，每服二钱，淡姜汤下。

经来如鱼髓第二十一

经来如鱼髓，便两足酸疼，艰于行动。系下元虚冷，兼风邪所袭，宜服疏风止痛汤可愈。

天麻二钱　独活二钱　川芎二钱　当归二钱　僵蚕二钱　乌药二钱　牛膝二钱　申姜去毛，二钱　石南藤二钱　紫金皮①二钱　乳香去油，一钱　姜二片　葱三枚

经来下肉泡第二十二

经行不节，忽下肉泡三五枚，如鸡卵状，或如破絮，用刀剖开，内似石榴子，其妇昏迷，不知人事。此皆血虚气陷，凝结而成，症虽惊人，亦可无恙，宜服十全大补汤，四五剂则安。

十全大补汤　治脾弱不食，肝虚血少。

人参　茯苓　白术　甘草　川芎　当归　熟地　白芍　黄芪　肉桂

经臭如腐第二十三

经来如夏月之臭腐，乃属体虚血弱，旧血少而新血不接，更伤热物，譬如沟渠之水，天气无雨，酷暑熏蒸，久则臭矣。

---

① 紫金皮：当作“紫荆皮”。

服龙骨丸可止。

龙骨丸

龙骨　牡蛎　海蛸[①]　生地　当归　白芍　川芎　茯苓　黄芩各等分

上为末，炼蜜丸，桐子大，每服百丸，空心开水下。

经逆上出第二十四

此因过食椒姜热毒之物，伤其血络，致血热妄行，从口鼻而出。宜服犀角地黄汤治之。

犀角地黄汤　治厥阴、阳明热邪入络，舌绛烦热，吐衄失血。

暹罗[②]犀角镑[③]，先煎[④]，三钱　生地五钱　连翘三钱　甘草五分

经逆咳嗽第二十五

经不下流，反从上逆，便五心烦热，咳嗽气紧，因过食热物，内兼肺火。治宜推血下行，先用红花散顺其血，次服款冬花散止其嗽，自当热退经流。

红花散

红花　苏木　黄芩　花粉

款冬花散

款冬二钱　知母　桑皮蜜炙　阿胶溶　贝母去心，研　黄芪蜜炙　半夏[⑤]　杏仁去皮尖，十粒　炙草五分

---

① 海蛸：即乌贼骨，又称海螵蛸。

② 暹罗：泰国的古称。

③ 镑：古音滂（pāng），削也。

④ 先煎：原作“光煎”，据文义改。

⑤ 知母……半夏：原无剂量。

经来咳嗽第二十六

经来咳嗽，喘急痰红，乃属血虚肺燥。宜用麦门冬汤清肺止嗽，再以茯苓补心汤治之。

麦门冬汤 治火热乘肺，咳血心烦。

麦冬去心，一钱 生地一钱 桑皮蜜炙，一钱 紫菀蜜炙，一钱 半夏一钱 桔梗一钱 淡竹叶 麻黄 五味子 甘草各三分 姜一片

茯苓补心汤

茯苓 半夏 人参 生地 当归 白芍 川芎 前胡 陈皮 桔梗 枳壳各一钱 木香 苏叶 葛粉 甘草各三分 姜一片

经来呕吐第二十七

经来时遇饮食即呕吐，不能下胃，乃痰滞胸脘，阻隔谷食，气逆则哕。急投乌梅丸消豁痰涎，再服九仙夺命丹即愈。

乌梅丸

乌梅去核，十枚 辰砂水飞，一钱 雄黄 木香 草果各一钱 硼砂 乳香去油，一钱 没药去油，一钱 胡椒 绿豆各十三枚

上为末，捣乌梅，丸枣核大，时含化一圆。

九仙夺命丹

淡豆豉 草果煨 姜朴 枳壳 陈皮 白茯苓 山楂 木香各一钱

上为末，每服三钱，姜汤下。

经来吐蛔第二十八

经来寒热，四肢厥冷，呕吐蛔虫，此因胃中湿热所化，闻食臭则出，服安蛔丸可愈。若遍身大汗，痰喘气急而兼泄泻者，亦属死候。

安蛔丸

乌梅另研，十五枚　人参三钱　当归　黄连姜汁炒，八钱　黄柏水炒，三钱　桂木三钱　附子童便制，一钱　干姜五钱　蜀椒炒去油，二钱　细辛三钱

上为末，酒浸乌梅一宿，去核蒸，和蜜捣丸桐子大，食后服十丸，姜汤送①。忌生冷、滑腻、臭物。

经行作痛第二十九

经来时痛，腹中作痛，手足麻痹，肝脾不足，营血衰甚，宜用四物汤，加姜枣调之。

经行腹痛第三十

经行将半，或触怒遇寒即止，腹中痛甚，或发寒热，乃余血未尽。宜服红花当归散破其凝滞之血，而热自止，痛亦安矣。

红花当归散　治经候凝滞，腰胯重痛，少腹实硬。

红花　归尾　赤芍　紫薇花②　三棱　莪术　川芎　刘寄奴　芫花　枳壳　苏木　牛膝各二钱　桂心　白芷　炙草各一钱

上为末，每服三钱，酒下。

经来胁痛第三十一

经来时胁下有块作痛，形如覆杯，血色淡黑，此因肝气不和。宜用四物汤加柴胡、延胡各一钱，酒水同煎。

经来小腹块痛第三十二

经来小腹结成一块，如皂角横于腹内，痛不可忍，不思饮食，面色青黄。此皆气滞血中，宜服延胡散，其块自消而痛

---

①　送：原无，据文义补。

②　紫薇花：原作“紫威花”。

亦止。

延胡散 延胡四两，头发烧存性，四钱。每服二钱，研为末，酒下。

小腹痛如刀刺第三十三

经行时，由热邪乘于小肠，闭而不通，致痛如刀刺，宜服八正散。若不见效，须用牛膝散一剂有效。

八正散 治心经邪热燥渴烦躁，小便不通。

木通 车前 萹蓄 大黄 滑石 草梢 瞿麦 山栀加灯草煎

牛膝散

杜牛膝三两，麝香一分，乳香去油，三钱。临服入麝香、乳香末。

吊阴痛第三十四

经来时，有筋两条从阴吊至两乳，痛不可忍，身发寒热，此属肝经气滞。宜服川楝汤，发汗即愈。

川楝汤

川楝子炒，二钱 猪苓 泽泻 白术 槟榔 乌药 延胡 大茴 小茴各一钱 麻黄五分 木香五分 乳香去油，五分 葱三茎 姜两片

服取汗。

经来遍身痛第三十五

经行二三日，便遍身疼痛，乃属寒邪外客，或热或不热，宜用乌药顺气汤治之。

乌药顺气汤

乌药二钱 橘红二钱 川芎 白芷 枳壳 桔梗 麻黄各一

钱　僵蚕炙，五分　炙草五分

加姜、枣煎。

触经伤寒第[1]三十六

经水来时，外感风寒，内伤生冷，寒热交作，头疼咳嗽，恶寒脉紧，此为触经伤寒。宜服五积散，发汗即愈。

五积散　治感冒、脚气、食积、心腹痛、呕吐。

当归　川芎　白芍　茯苓　桔梗各八分　苍术　白芷　厚朴　陈皮各六分　麻黄　半夏各四分　肉桂　干姜　甘草各三分　枳壳七分

加香附、青皮。

经阻腹大如鼓第三十七

经水适断，积二三月后，便觉腹大如鼓，人皆以为有孕，一日忽然崩下多血，其血中有物如虾蟆子，遂昏迷倒地，不知人事。此因气血混淆，冲任两虚之征，急用十全大补汤。

十全大补汤见前念[2]二条。

经来浮肿第三十八

经后遍身浮肿，或时下泻，此因脾土亏不能制水，发为肿满，宜服木香调气散治之。

广木香　陈皮　香附童便浸　砂仁炒，研　三棱醋炒　莪术醋炒　红豆　苍术　车前子　萆薢　木通各一钱　大腹皮洗，二钱　姜皮　炙草各三分

---

① 第：原缺，据上下文例补。

② 念：廿。

经来泄泻第三十九

经来之时，便作五更泄泻，所下如吃乳小儿之屎①，此由脾土虚寒，宜投理中汤自效。

理中汤 治太阴自利，痰多而呕，腹痛。

人参 白术土炒，各一钱 干姜五分 炙草五分

前经后痢第四十

月水将至，忽然下痢，呕恶腹痛，皆由湿热滞于肠胃。宜用姜连散治之，再服阿胶丸自愈。

姜连散

炮姜 黄连 炙草各等分

阿胶丸

阿胶藕粉炒，五钱 黄连姜汁炒，三钱 白芍酒炒，一两 茯苓一两

上为末，醋糊丸桐子大，每服三十丸，食前米饮下。

经来大小便俱出第四十一

此名曰蹱经②，因食热物过多，积久而成，宜用养血分利，调其阴阳则安。

分利五苓散

猪苓 泽泻 白术 阿胶 赤芍 川芎 当归等分

小便出白虫③第四十二

经水来而内有白虫，形如鸡肠，便满腹痛，乃中气虚，饮

① 屎：原作"屡"，据文义改。

② 蹱经：妇科病名。《竹林女科证治》称为差经。多因平素嗜食辛辣热物，积热内扰冲任，迫血妄行，以致经行时可兼见大小便中均有血出。

③ 小便出白虫：据下文内容，当为"经来出白虫"。

食不节，湿热下注而成，宜用追虫丸排虫，从大便而出，再服当归建中汤调之。

追虫丸

槟榔　牵牛　雷丸各三钱　皂角一钱　大黄酒浸，五钱　木香二钱

上为末，神曲糊丸桐子大，每服五十丸，空心开水下。

当归建中汤

当归　白芍各二钱　桂枝五分　炙草一钱　生姜二片　大枣三枚　胶饴二匙

水煎，内[①]胶饴，溶化服。

狂言见鬼第四十三

经来时，或因气怒触阻，血逆上攻，迷塞心窍，狂言谵语，妄见鬼神，不知人事。宜服调经散和其经血，再以麝香散宁宣心志，服安神丸以除其根。

调经散　治血虚烦躁，心神恍惚，妄言见鬼。

琥珀　桂心　当归　没药　赤芍各一钱　细辛五分　麝香一分

为末，每服五分，姜汁温酒下。

麝香散

麝香　朱砂飞，各三钱　茯苓　远志去心　人参各[②]一两　桔梗一两　木香五钱　炙草八分

上为末，每服一钱，灯心汤下。

① 内：通“纳”。《国语·周语》：“夫耳内和声，而口出美言。”
② 各：原无，据文义补。

安神丸

茯苓　远志去心　茯神各二两　飞砂①二钱　猪心血半酒杯

上为末，炼蜜丸桐子大，每服五十丸，金银饰煎汤下。

① 飞砂：即辰砂经水飞炮制。

卷 二

众疾门

崩漏论治第一

夫气血者，人身之阴阳也。阳主气，阴主血；阳主升，阴主降；阳主动，阴主静。一动一静，互为其根，一升一降，循经而行，何崩漏之有？若阳有余则升者胜，血从上窍而出；阴不足则降者胜，血从下窍而出。更加冲任不足，气血有亏，不能压制其经，故肾不能摄血，脾不统血，肝不能藏血，以致血海动摇，忽然血崩暴下，重则为崩，轻则为漏，淋漓不已，久而不止。水涸而火益炽，卫伤则营愈损。气无以御其血，血何能安其位，而崩败之患何由而瘳？然症虽属气血之虚，皆因脾胃先伤，若能受补，庶可药救。如误用寒凉止涩之剂，复伤脾胃，则血不归经矣，安能望其愈乎？治之者，宜当举陷升清，平调气血，更宜培养中州，正气得恢而病自痊矣。

主令 崩漏皆有气血伤，脉来洪大乃为殃。东垣下陷休言热，学者须知要讨量。论自丹溪痰湿治，阳搏阴别论之详。脉弦细数当清热，荆芥烧灰服最良。百草霜宜宗四物，延胡定痛黑干姜。气虚脉弱人参术，续断黄芪是所长。久崩应升提下陷，湿多痰甚二陈汤。和脾养血称奇妙，补益肝脾八味强。

升举建中汤 治久崩不止，升清降浊。

柴胡一钱　生地　白芍　川芎　阿胶麻皮灰炒　续断　丹参　茯苓　泽泻　升麻　炙草各七分　荷蒂一个

脾虚加白术、山药；汗多加黄芪；痰多加陈皮、半夏；不寐加枣仁；咳嗽加麦冬、桔梗；虚极加人参；血不止加棕灰、丝绵灰略汁；热极血多紫黑加黄连、黄芩；崩久更兼带浊加龙骨、牡蛎。

加味八珍汤 治三脏血虚，崩漏带下。

生地 当归 白芍各三钱 川芎 人参 白术炒 茯苓 侧柏 小蓟各二钱 炙草八分

夜热加丹皮、地骨；血晕加荆芥；虚汗加黄芪、枣仁；血不止加棕灰。

血山崩下第二

其血卒然而来，如山之崩颓。此因久虚，血不能循行经络，当至不至，积久而下。急则宜先标，用十灰散止其血，再以奇效四物汤调补之。

十灰散

阿胶 艾叶 陈棕 侧柏 胎发 丝绵 生绢 百草霜 苎根 茅根各等分

上烧灰存性为末，开水或陈酒调下。

奇效四物汤 治肝经血热，血溢沸腾而崩久不止者，此方主之。

熟地三钱 当归二钱 白芍八分 川芎一钱 阿胶麻皮灰炒，一钱 艾叶炒，一钱 黄芩一钱

独胜散 治肝经血崩。用防风去芦为末，每服二钱，空心酒煮白面，清饮调下。极验。

神应散 治血虚内热，血不归源而崩。

用桂心炒，存性为末，每服一钱，空心米饮调下。

风热血崩，用荆芥炒黑研末，每服三钱，童便调下。

赤白带下第三

带下者，乃带脉横于腰间，周围一身，因气血有乖，湿热相乘，伤于带脉，故污浊下流，遂名带下。有赤有白，白干气，赤干血。更有七情内郁，五脏乖违，或风寒客于胞中，或素有湿热，使浊气渗入膀胱，流滞下焦。轻则来而不来，重则来而无度，腰腿酸痛，饮食渐减，精神疲倦。法宜清上实下，则清浊自分，补脾理气，则湿热自解，更能淡薄滋味，然后温补下元，其病可愈，用奇效四物汤治之。

奇效四物汤见前条

气虚加人参、黄芪；虚热加丹皮、地骨；血虚加阿胶、川断；痰多加陈皮、半夏；热甚加黄连、丹参；湿甚加茯苓、泽泻；久不止加龙骨、牡蛎。

白浊白淫第四

妇人小便遂下白浊白淫，此由中焦湿热、下焦虚寒，积痰下降，凝结污浊，黏腻如涕，与带漏相似，宜用燥脾理湿，用伏龙肝散治之。

伏龙肝散　治胞气虚寒，小便白浊。

伏龙肝　熟地　当归　麦冬去心　赤石脂　茯苓各二钱　艾叶　川芎各一钱　肉桂　干姜各五分

上为末，每服二钱，空心米饮下。

风邪癫狂第五

妇人癫狂，皆由气血虚，风邪所乘。癫属重阴，狂乃重阳。癫者卒发而事不乐，直视仆地，吐涌涎沫，口喎目急，手足撩戾，无所知觉，良久方苏。狂者少卧不饥，言语无伦，妄笑歌乐，狂走不休。《素问》云：阳厥狂怒，饮以铁落。狂怒出于肝，肝属木。铁落，金也，以金制木之事。或为惊恐而得者，惊则神不守舍，恐则痰涎涌塞，当以三生饮治之。若风邪所乘，用排风汤。心神不正，服养正丹治之。

三生饮 治卒然昏冒，口眼歪斜，半身不遂，痰气上壅。

南星姜制，三两 生川乌去皮 生附子各五钱 木香五分 姜十片

每服五钱，煎服。

排风汤 治风邪入脏，狂言谵语。

桂枝 白术 茯苓 当归 白鲜皮 防风 独活 白芍 川芎各一钱 白杏十二枚 麻黄 炙草各五分

养正丹

硝石一两，同硫黄末入磁瓶内，□①火炒 太阴元精石研，水飞，一两 舶上硫黄透明者，一两 五灵脂水澄，不炒，晒干，二两 青皮 陈皮去白，各二两

梦与鬼交第六

此因妇人血气衰而神志不宁，则虚干其正，或隐避不欲见人，睡梦鬼交，时独言笑，或作悲念。诊脉迟伏，或乍大乍小，乍数乍迟，面颜不改，是其候也。宜灸鬼哭穴②，更服安神定志，正气复而神自安矣。

茯神散 治妄言所见，语言错乱，昏昧痰热。

茯神一两五钱 茯苓五钱 人参 石菖蒲 赤小豆各二钱

辟瘟丹

虎头骨二两 朱砂 雄黄 雌黄 鬼臼 鬼箭羽 皂角 芜

---

① □：此字不清，疑为"微"。

② 鬼哭穴：经外奇穴，在手拇指甲旁。

荑　藜芦各一两

上为末，炼蜜丸弹子大，囊盛一丸，系男左女右手臂上，再将一丸当病人房户前烧之，一切鬼邪不敢近。

鬼哭穴　以患人两手大拇指，相并扎紧，合缝处半肉半甲间矣。再灸之艾灸七壮，若果邪祟[1]病者，即乞求"免我"，自去矣。

寡妇寒热似疟第七

褚氏[2]云：寡妇尼姑以及怨女，皆因独阴无阳，欲心动而不遂，恹恹成病，乍寒乍热而有似热，则经闭不通，白浊白淫，痰热咳血，膈噎痞闷，面皯疲瘠。诊其脉，独肝脉弦，出寸口，上鱼际。此皆血盛所致。经云：男子精盛则思室，女人血盛则怀胎。观其精血，思过半矣。

生地黄丸　治寡妇乍寒乍然，面赤心烦。

生地酒浸拌膏，二两　赤芍一两　柴胡　秦艽　黄芩各五分

上为末，炼蜜丸桐子大，每服三十丸，乌梅汤下，日三服。

血风历节走疰第八

此由妇人体虚邪凑，随血而行，或淫溢皮肤，卒然挛痛走疰，如虎啮者是。宜用小续命汤主之。

小续命汤　治八风五痹痿厥等症。

防风五分　桂枝　麻黄　人参　白芍酒炒　杏仁炒研　川芎酒洗　黄芩酒炒　防己　炙草各八分　附子四分　姜、枣煎

漏芦散　治走疰疼痛。

---

① 祟：原作"祟"，据文义改。

② 褚氏：即褚澄，阳翟（今河南禹县）人，南北朝南齐医家，著有《褚氏遗书》一卷。

漏芦　当归　防风　羌活　牛膝　白芷各三钱　虎胫骨五钱　甜瓜子　败龟板酥炙，各一两　地龙晒干，三条　没药去油，二钱　桂心二钱

上为末，每服二钱，空心热酒下。

痃癖[①]诸气第九

妇人痃癖，因元气虚，邪气滞积。盖痃者，在腹内近脐，左右有筋脉，急痛如指如弦；癖者，僻在两胁之间，有时而痛。乃阴阳不和，饮停食滞，寒气固结。宜用麝香丸治之，如发热口疳，当服芦荟丸愈。

麝香丸　治痃癖冷气，心腹作痛。

麝香另研，二钱　五灵脂炒，五钱　阿魏面裹煨，五钱　桃仁去皮尖，二两　槟榔　三棱醋炒　莪术　当归各一两　肉桂去粗皮　木香　芫花　没药去油，各五钱

上为末，用饭捣，和丸桐子大，每服十丸，醋汤下。

血气心痛第十

曰：妇人崩下后而心痛甚，名曰杀血心痛，由心脾血虚。若小产后去血多而心痛者亦然。治宜用失笑散加乌贼骨炒研，醋汤下。若心血虚，服芎归汤调之。

失笑散　治恶血上攻心腹，或牙关紧急，并产后滞血块痛。

蒲黄、五灵脂各等分为末，每服二钱，醋汤下。

芎归汤

川芎　当归各一两　妇人头发烧存性，一撮　龟板刷洗，酥炙，一个

---

① 痃癖：病名，出《外台秘要》卷十二。为脐腹偏侧或胁肋部时有筋脉攻撑急痛的病证。

种子方论第十一

夫人生惟嗣为重，续嗣乃仁孝之本。孟子云“不孝有三，无后为大”者，言后嗣之至重也。余览古今方书所载，每以辛香燥烈、助阳益火之品，是皆有碍生育之理也。天地之生万物者，阴阳和则品类成，故四时之令贵乎和平，而阳盛则亢，阴盛则战，阴阳气乱也。灾沴[1]流行，疾疫交作，甚哉！偏气之为戾也。生育之道，法乎天地，而气血者，人身之阴阳也。寒如天气之当冬，热如天气之当夏，孤阴与独阳皆非生成之理也。况助阳益火，消烁真阴，又壮火食气，并散真阳。火动胜水，水俱不免泄越。若此者，岂能成雨露之功哉？余立首乌丸使男子服之，调经种子丸使女子服之，皆取其浃[2]洽阴阳，平调气血，致冲和之妙，无偏胜之虞，庶小补于后人，幸无怪于天地。

何首乌丸

首乌炒，切片　牛膝酒洗，锉　黑豆淘净

上为甑[3]一口，先以豆铺甑底，然后薄铺首乌，再铺豆，又铺牛膝，重重铺盖，安于釜上蒸，豆熟为度，去豆用药。晒干，又换豆，依法蒸晒九次。去豆，晒干，为末，捣枣肉，丸桐子大，每服百丸，食前温酒下。忌食萝卜、韭菜、葱蒜等物。

调经养营衍庆丸　冲主血海，任主胞胎，二脉皆起于胞内，为少阴太阳之经。盖心主血，与小肠为表里，二经之血，上为乳汁，下为月经。今冲任受伤，天癸艰于融结，十年余不育者，此方主之。

---

① 沴（lì 立）：灾害。
② 浃（jiā 加）：融洽。
③ 甑（zèng 赠）：古代蒸食的炊器。

紫河车一具，用无病艾妇[①]头胎者妙，须防生时疮者，最关厉害，不可用火炙，不可用酒煮，恐生湿热，反病肝脾。制法用米泔水煮荷叶汤，候冷，洗去污血，不可损断筋膜，恐精血涣散。仍煮荷叶汤浸，加泽泻二两，为末，共入磁瓶内，用箨[②]扎密[③]，以泥封固外，用重汤煮一昼夜，如汤涸可微加水，不可浸入瓶内。待火候是化为自然汁约碗许，此天元真气皆在其中，滓如粟米，杵糊入药。老鸡母[④]一只，去毛杂，其余血肉全用，酒一斤，醋一碗，红曲四两研末，入磁器内，煮鸡糜烂，取出亦杵糊如泥，其骨用人乳炙脆，研末。

人参　白术　茯苓　熟地　当归　白芍各五两　川芎　续断　阿胶　黄芪　益母草各三两　甘草二两

上为末，入二糊，捣和丸，桐子大，每服三钱，空心开水下。

是方也，因冲任受伤，生机抑郁，恐草木平调之品无能奏效，主以紫河车得泽泻，开阴阳之橐，老母鸡得红曲，动明庶之风[⑤]。经谓补之以属，《易》谓同气相求。佐以参、术、苓、甘、归、芎、芍、地，为八补之珍，益母草、阿胶、黄芪、续断为四宜之用药，虽不奇，其功有验。

---

① 艾妇：美丽少妇。艾：美好。

② 箨（tuò 唾）：竹皮，笋壳。

③ 密：原作“蜜”。

④ 鸡母：抱孵过小鸡的母鸡。

⑤ 明庶之风：即东风，春分时节的风。东汉·许慎《说文解字》：“风，八风也。东方曰明庶风。”

卷　三

胎前门

安胎总论第一

《易》曰：大哉乾元，万物资始；至哉坤元，万物资生。阳旋阴化，精血有余而孕无不成。盖妇人胚胎无所营养者，皆因气虚血弱，或平昔素有堕胎之患，故一有胎即四肢无力，精神倦怠，饮食少思，若竟怠忽至，后必难保其胎矣。宜急调治之。夫妇之怀胎，如钟之在梁，梁一颓而钟必堕矣。故有胎者赖血以养之，赖气以护之，而安胎保孕者亦必以清热为先，补血为要，固益中气为主。然必使其妇涵养性情，慎戒暴怒，而胎无难保之患矣。

胎前脉论第二

经云：阴搏阳别，谓之有孕。搏者，近也。阴脉适近于下，阳脉则出于上，阴①中见阳，乃知阳施阴化，故当有孕。少阴脉动甚者，妊子也。手少阴属心，足少阴属肾，心主血，肾主精，精血交会，投诚②于其间，则有妊矣。

《脉诀》云：若问女子何因，尺中不绝，胎脉方真。太阴洪而女孕，太阳大是男妊，或遇俱洪而当双产。此法推之，其验如神。③

大凡中冲若动，其胎将及九旬。今中冲应足阳明胃脉，连

① 阴：原作“阳”，据文义改。
② 投诚：归附。
③ 若问女子……验如神：语见《脉诀·乳海·脉赋》。

胞络之脉，滑疾而来，是知受孕三个月也余皆仿此。中指脉一跳一止者，一月胎；两跳一止者，二月胎也；三部脉沉浮正知无病者，乃为有孕。

主令　左边实大是男胎，右手洪弦女孕来，两部尺中偏胜别，命门滑疾主怀胎。

安胎治论第三

妇人有孕，宜清不宜浊，宜动不宜静。有因胎病而母不安，有因母病而胎不安，治之者，更宜仔细而加详察焉。

主令　妊娠全凭气血胚，伤寒与热挫为灾，血亏四物脉由涩，虚大参苓术草排。胎气缩砂为末服，芩归术地更安胎，理脾顺气兼清热，凉燥休投仔细裁。

安胎饮子

建莲　白糯米　台州青苎洗去皮，各三钱

水煎，每日清晨服，自怀妊二月起服至六个月，永无堕胎之虞。

小产之患，乃因房劳伤损足三阴经，肾伤则津液不固，肝伤则血热妄行，脾伤则胎元自堕。建莲清君相之火而能固涩真元气；青苎利小便而通子户，清淫欲之瘀热；糯米补益脾阴，能实阳明之孔窍，使肝气不妄动而胎必自安。以五谷果实为方，诚为王道之剂。

安胎饮

生地三钱　白芍　当归各钱半　川芎　人参　白术土炒　陈皮　砂仁炒，去皮　苏叶　黄芩各一钱　炙草三分

漏红加阿胶、艾叶；腹痛加香附、枳壳；腰痛加续断、杜仲；气郁加香附、郁金；火郁加丹皮、山栀；呕恶加厚朴、半夏；下血不止加炒蒲黄。

安胎丸

生地　白芍　当归　白术　续断各二两　人参一两　香附童便制，二两　黄芪　黄芩　茯苓　升麻　广皮　甘草生炙各半，各一两

上为末，每服三钱，米糊丸，开水下。

妇人冲脉为血海，任脉为子宫，二脉皆起于心包络，系于心脾。心脾之血，上为乳汁，下为月经。盖肾脉孱弱，真阴愈涸，三焦血少，虚火上冲，冲脉动而不安，故当小产矣。是方也，黄芩固子户之阴，白术固冲任之动，当归、白芍养三脏之阴，润燥所以润血也。人参、黄芪补二阳之气，养气所以养神也。茯苓渗湿，甘草和中，生地凉血，续断理伤，香附调血中之气，升麻升陷下之阳，陈皮理气中之血。盖气者血之依附，有夫妇唱随之道焉。冲气行阳，气和血和，冲任得其滋养而安胎之用周矣。

金匮当归丸　治孕妇胎动不安，血少生热，素多半产，或兼胎漏，宜预服之。

当归　白芍　川芎　黄芩各四两　人参　白术　阿胶　砂仁炒，去衣，各一两

上为末，米糊丸，每服三钱，汤饮下。

妇人有妊则碍脾，脾不能运化便生湿热，故古人用白术、黄芩为安胎之要药。盖白术补脾燥湿，黄芩清热安胎。况胚胎赖气血以养，用川芎、白芍、当归、阿胶以补血，加人参、砂仁以安胎顺气，能止腹痛尤佳，频服此方，自当易产，屡服屡验。

逐月安胎论第四

胎元一月，名曰胚胎，乃足厥阴肝脉养胎。二月名曰胎膏，

乃足少阳胆脉养胎。若身体倦怠，卒有所下，宜服补胎饮为主。

补胎饮

生地　大麦各二钱　白术土炒　防风各一钱　细辛　吴萸泡，各三分　乌梅二枚　生姜一片

寒多倍细辛；呕多倍吴萸；热倍黄芩；心神不安去大麦，加柏子仁；腰痛加桑寄生。一方有人参。忌食生菜、桃李、雀肉、芜荑。

胎元三月，名曰胎①，乃手少阴心脉养胎。四月始受水精以成血脉，乃手少阳三焦脉养胎。如成胎上迫胸，心烦不安，绕脐苦痛，卒有所下，宜服茯神汤主之。

茯神汤

茯神　人参　当归　阿胶　丹参各二钱　龙骨　赤小豆各一钱　炙草五分　大枣三枚

酒浆一碗煎服，忌食同前。

胎元五月，始受火精以成其气，乃足太阴脾脉养胎。六月始受金精以成筋，乃足阳明胃脉养胎。若腹痛胎动不安，卒有所下，宜服调中汤主之。

调中汤

白芍　白术土炒　当归酒洗　川断各二钱　川芎　厚朴　枳壳　李根皮　柴胡各一钱　乌梅三枚　炙草五分　生姜三片

一方有半夏一钱，忌食同前。

胎元七月始受木精以成骨，乃手太阴肺脉养胎。八月始受土精以成肤革，乃手阳明大肠脉养胎。如忽惊恐摇动腹痛，卒有所下，宜服安胎当归汤主之。

---

① 胎：前疑漏"始"字。当为"始胎"。

安胎当归汤 治胎动不安，小腹痛引腰络，小便下血。

当归二钱 人参 川芎 阿胶各一钱半 艾叶炒，一钱 大枣三枚

水酒煎，内阿胶，令烊，温服。忌食海藻、松菜、猪肉、冷水、芜荑。

胎元九月始受石精以成皮毛，六腑百节莫不毕备，乃足少阴肾脉养胎。若卒下痢，胎动不安，宜服芍药汤主之。

芍药汤

芍药三钱 人参 当归 白术土炒 厚朴姜汁炒 薤白各一钱 炙草五分 姜二片

水酒煎。

胎元十月五脏俱满，六腑皆成，通纳天地之气于丹田，故使关节人神皆备，待时而生。

验胎法第五

妇人经水不行，将及三月，未知有孕无孕，疑为经闭，须用川芎，生研为末，空心滚煎艾叶汤，调下二钱。腹内觉微动，乃为有孕也。

转女为男法第六

妇人有孕，未满三月，男女尚未定形，故药饵术法亦可转生男体。将斧置妊妇床下，系刃向地，勿令人知。又自觉有孕，弓弩弦缚于腰间，满百日去之。又妊娠将及三月，要男者以雄黄三钱佩带衣中，要女者以雌黄四钱佩之。以上诸法有验。

孕妇食忌第七

妇人受孕之后，宜戒食一切燥热毒物，非惟感动胎气，然于物理亦有厌忌。若不节戒，能令儿破母损，况加延月难产，

深宜慎之。

食羊肝，令子多厄；食犬肉，令子无声；食兔肉，令子缺唇；食蚌蟹，令子横生；食鲤鱼、鲙①及鸡卵，令儿成疳积多疮；食鸭子共桑椹子，令子倒生及心寒；食雀肉合豆酱，令子面生皯黯黑痣；食豆酱合藿香，主堕胎；食鳖，令子项缩及损胎；食雀卵，令子不耻多淫；食生姜，令子多指生疮；食虾蟆、鳝鱼，令儿喑哑；食驴骡马肉，延月难产；食山羊肉，令儿多疾病。如此之类，无有不验，当知圣人胎教之法。

妊娠药忌第八

硇砂金石锡铝铜，附子乌头啄二通。野葛水银芫大戟，三棱胡粉共雌雄。桃仁干漆丹皮桂，王不留巴赤豆红。星夏茅根硝代赭，牵牛皂角及天雄。藜芦苡薏槐瞿麦，赤煎凌霄地胆同。蜥蜴蛴螬虻蟹爪，蚖斑踯躅与蜈蚣。猬皮亭长蛇蝉脱，真麝牛黄䗪蛭虫。牛膝茹茼皆所忌，胎前用药莫粗工。

妊娠恶阻第九

孕妇恶阻，皆有脾胃怯弱，中脘停痰，面色如故，脉且和顺，但觉身体沉重，头晕目弦，择食酸咸，恶闻食味，甚者寒热，呕吐痰水，胸膈烦闷，宜用半夏汤主之。

主令 血旧阳明胃液干，更兼痰火自相传。每餐饮下而随吐，恶阻所教忌不变。半夏茯苓汤要药，二陈藿术共相攒。脉虚宜用六君子，顺气和脾胎自安。

半夏汤 治胃虚恶阻，呕吐痰水，饮食不思，肢体倦怠。

半夏姜矾制　茯苓　陈皮　白术土炒　白芍各一钱　白杏十粒

---

① 鲙（kuài 快）：鱼名，亦名鳓鱼。

大枣三枚　竹叶去尖，十片

半夏燥而益脾，辛能散滞，用姜矾制之，以去其毒；脾喜燥而恶湿，故用白术健脾，茯苓渗湿；脾喜通而恶塞，故以杏仁理气、陈皮泄气、竹叶清气，能去心火；芍药酸收得平肝木；枣能取其甘能和脾耳。

半夏茯苓汤　治妊娠脾胃虚弱，饮食不化，呕吐清水。

半夏　陈皮　茯苓各一钱　砂仁炒，去皮，一钱　炙草五分　乌梅一个　姜三片　枣二枚

胎气第十

妊妇胎气，皆因不知禁忌，或食生冷，或触风寒，邪正相搏，遂致气滞上攻于心则心痛，下攻于腹则腹痛，伤于胎气则胎动不安。二三月后便觉四肢酸软，筋骨酥麻，面浮足肿，行步艰难，多由脾气不和。诊脉须分阴阳，若脉弦气郁者，宜砂仁四七汤；脉涩血虚者，四物汤加苏梗、香附；脉紧寒热者，五积散；脉数而热者，逍遥散加姜炒黄连；脾胃不和，当以六君子汤调之。

砂仁四七汤　治气喘不食，面浮足肿。

苏叶　厚朴　半夏　砂仁炒，去衣，各一钱　茯苓二钱　姜三片

砂仁六君子汤

木香　砂仁炒，去皮，各一钱　人参　白术土炒　茯苓各二钱　炙草五分

水煎，加陈皮、乌药各一钱。

四物汤见上调经门三条

逍遥散见上调经门五条

五积散见上触经伤寒三十六条

胎肿第十一

妊妇有脚肿者，有周身肿者，名曰胎肿。又有胎水，乃脾虚不能制水或血散四肢而肿者。有胎挟水，水血相浑者。有脾虚受湿者，有乘风冷者，有疟痢后肿者，有饮食停滞者，宜究其所由而取治焉。宜服下气汤。

下气汤 治心腹及两胁胀闷，饮食少受，四肢倦怠。

陈皮 青皮 槟榔 羌活 苏叶 桑皮 半夏 茯苓连皮切 赤芍各一钱 桂木五分 大腹皮二钱 炙草三分

胎漏第十二

妊妇忽然来红，此因劳倦怒郁，或饮食所伤，更兼冲任气衰，不能约制经血。而胎赖经血以养，蓄之为乳。若经水时下者，名曰胎漏，血尽则毙矣。宜服胶艾四物汤则止。

主令 漏多血少气偏虚，卫护疏防热有余。脉数黄芩兼白术，安胎主药病堪除。血虚四物脉因涩，胶艾须宜炒过软。下陷当升分湿热，参芪补气得安舒。

胶艾四物汤

阿胶 川芎 甘草各二两 艾叶 当归各三两 芍药 地黄各四两

酒水煎，内阿胶烊化服。

子烦第十三

孕妇心惊烦闷，由肺虚而热乘于心，故身热则烦；或停痰积饮，胶滞心胸，吐涎恶食，甚则寒热，胎动不安。宜用清热除烦为要。

主令 心惊内扰子多烦，胸闷停痰二火原。竹叶汤除烦燥热，门冬饮子妙难言。

竹叶汤 治子烦。

麦冬去心 茯苓各二钱 黄芩 防风各一钱 簺竹叶去尖，十片

麦冬饮子

麦冬去心 生地 人参 知母 茯苓 花粉各一钱 五味三分 干姜 甘草各五分 竹叶去尖，七片

子痫第十四

孕妇忽然昏冒，不省人事，角弓反张，须臾则苏，良久复作，若中风状，名曰子痫。皆属血虚风寒相搏，痰涎壅甚，宜用四物汤以养血，加芩、连以降火，而冒闷自安。

主令 孕妇筋强口吐痰，有时发搐故名痫。脉弦浮滑羚羊散，服令祛风不必嫌。

羚羊角散

羚羊角镑 防风 独活 当归 枣仁炒 茯神各一钱半 白杏十二粒 川芎 茄皮[1]各一钱 木香 甘草各五分 姜一片

子悬第十五

孕妇怀胎，近上[2]胀满疼痛，乃为子悬。是属胎气不和，若不调治，恐后难产，服紫苏散遂安。

主令 胎攻冲上腹心前，满闷时烦踰子悬，散用紫苏胎气顺，须教一服自然安。

紫苏散

紫苏 人参 当归 白芍 川芎 陈皮各一钱 大腹皮二钱 炙草三分 葱白三茎 生姜两片

胎前诸症并宜此方加减。若腹痛加香附；热甚加黄芩；咳

---

① 茄皮：当作“加皮”，即五加皮。

② 上：指胸腹部。

嗽加桔梗、桑皮；呕加砂仁；泄泻加茯苓、白术。

子淋第十六

妊妇肾虚致膀胱湿热，小便淋涩不宣，心烦闷乱。而胞系于肾，皆由虚热而成，名曰子淋。宜服安营散主之。

主令 热结膀胱水不宣，子淋症候有由然，心烦闷乱有由治，即用安营散自痊。

安营散 治子淋小便涩数。

麦冬去心 当归 人参 滑石飞，各二钱 通草 灯心 细辛 甘草各五分

孩儿攻心第十七

此皆孕妇多食椒姜、鸡犬、热毒之物，积犯胞中，更伤湿热，内外熏蒸，儿在腹里，如六月中盖紧被，热极难熬，致手足牵动，上攻心胞，令儿不安。宜服和中调气散，则子母均安。

和中调气散

大黄酒制，一钱 黄柏 黄连 黄芩 石膏 柴胡 槟榔 枳壳 知母各一钱

胎前中风第十八

经云：虚风贼邪，避之有时。若体虚邪凑，客于肌肤，则顽痹不仁；入于经络，则挛急㖞僻；若兼湿热，则弛纵痿软；若中脏腑，当分经调治。妊妇中之必须早治，庶免堕胎之患。如眼闭口开，鼾聪遗水①者死。

黄蜡丸 治牙关紧闭，用此擦之。

黄蜡、枯矾、麻油各等分，溶化擦之。

---

① 遗水：遗溺。

排风汤见众疾门第五条

三生饮见众疾门第五条

胎前瘫痪第十九

妊妇手足麻痹，左瘫右痪，肢重胕肿，不能行动，乃因气虚邪凑，湿痰壅滞，宜五痹汤主之。

五痹汤　治风寒湿三气客留肌肤，手足痿弱，麻痹不仁。

羌活　防己　姜黄　白术土炒，各一钱　炙草五分　姜一片

胎前脚气第二十

妊妇下元虚怯，寒气所淫。因寒从足起，故两脚胫肿痛，名曰脚气，宜鸡鸣散治之。

鸡鸣散

苏叶　木瓜　广皮　吴萸水泡，各二钱　生姜三钱　桔梗　槟榔各一钱

上为粗末，水二碗，煎五分，去滓，次早五更冷服，冬天略温，后用饼饵厌①下，天明当下黑粪水碗许，即是肾经所感寒邪湿毒之气下也，即当痛止肿消。

乌药顺气汤见前调经门三十五条

胎前怔忡第二十一

孕妇心神恍惚，惊悸不安，或时烦热。由血虚痰盛，弥漫胸中，宜养血安神，清火消痰为要。

朱砂安神丸　治怔忡惊悸，血虚眩晕。

飞砂三钱　黄连酒浸，五钱　生地一两　当归八钱　炙草三钱

上为末，饭糊丸桐子大，每服三十丸，灯心汤下。

---

① 厌：压。

定志丸 治心神虚怯，语言不正，喜笑惊悸。

人参 茯神各一两 远志去心，七钱 石菖蒲三钱

上为末，炼蜜丸，每服三钱，空心，灯草汤下。

胎前咳嗽第二十二

妊妇不知调摄，或汗出更衣，或沐浴当风，由腠理疏，邪气乘之。夫肺主皮毛，皮毛受风，则肺气先伤，痰嗽咳逆，久咳则伤胎矣。宜服桔梗汤以散风邪，如咳不止，用紫菀汤调之。

桔梗汤 治风寒咳嗽，喘急不食。

桔梗 天冬去心，各一钱半 麻黄蜜炙 苏叶 人参 贝母去心 桑皮 茯苓各一钱 炙草五分 姜一片

马兜铃散 治咳嗽气急。

兜铃 桔梗 陈皮 紫苏 桑皮 大腹皮 人参各一钱 五味子 贝母去心，五分 炙草三分 姜一片

紫菀汤

紫菀 知母 贝母 阿胶各五钱 人参 茯苓 甘草 桔梗各五钱 五味十二粒

一方加莲肉。

胎前消渴第二十三

足太阴脾经，其气通于口；手少阴心经，其气通于舌。两经不和，致生内热，乘于心脾，消烁精液，故心烦燥渴而干也。宜分虚实治之。

人参黄芪汤

人参 黄芪 葛根 秦艽 麦冬去心 茯苓 知母各一钱 甘草五分 姜一片 竹叶十片

竹叶石膏汤 治胃经实火。

石膏一斤　人参三两　炙草二两　麦冬一升　半夏　粳米各半升　竹叶二把　加姜煎

胎前头痛第二十四

孕妇阳气衰，风邪所袭，或素有头风，复感风寒而发头痛愈甚，宜服芎芷汤自效。

芎芷汤　治风热上攻，头痛连及嘴颊。

川芎　白芷　甘菊　石膏　藁本　当归　防风各一钱　生姜三片　炙草三分　一方有细辛三分

胎前心痛第二十五

妊娠心痛，由寒邪痰饮交结，或胃虚食冷，若犯心包络，则乍安乍作，若伤子宫，则胎动下血，必致堕胎，宜服阿胶散则安。或素有心痛者，宜用手拈散主之。

阿胶散　治胎动心痛。

阿胶　陈皮　白术　川芎各一钱　当归一钱半　茯苓一钱半　炙草三分　姜二片　枣二枚

手拈散

延胡　五灵脂炒　没药　草蔻炒，各等分

上为末，每服三钱，热酒调下。

胎前腹痛第二十六

胎前腹痛，或素有冷疾，及新冒寒邪，痰凝食滞，块攻胎动，甚则伤堕，服当归芍药汤治之。

当归芍药汤　治妊娠腹痛。

当归　白芍　白术土炒　陈皮　茯苓一钱　川芎一钱　姜一片

胎前腰痛第二十七

腰痛皆属肾虚，动役伤损，其经风冷，乘之腰腹，相引而痛，乃妇人肾系胞络胎，若痛甚而胎恐堕。宜服调气通气散治之。

通气散 治肾虚腰痛。

破故纸炒，二两，为末，每服二钱，空心嚼胡桃肉半斤，用温酒送下。

胎前疟疾第二十八

经云：夏伤于暑，秋成疾疟。阳盛则热，阴盛则寒，阴阳相搏，寒热并作。妊娠患之，便少腹疼痛，口燥咽干，脉弦而数，宜服清脾饮治之。

清脾饮 治妊娠热多寒少，口苦咽干，胸满呕恶，不食而烦，脉来弦数，此方主之。

青皮 厚朴醋炒 柴胡 黄芩 半夏姜制 炙草 茯苓 白术土炒 草果煨

加姜煎。

疟不止加酒炒常山一钱、乌梅二个；大渴加麦冬、知母。

胎前泄泻第二十九

孕妇泄泻，或青或白，腹痛肠鸣，完谷不化，谓之洞泄寒中，用理中汤自效。若受暑湿而泻，宜服胃苓汤主之。

理中汤

白术土炒，二两 人参 炮姜 炙草各一两

胃苓汤 治暑湿停饮泄泻，小便不利。

苍术炒，一钱半 厚朴 陈皮 炙草五分 茯苓一钱二分 泽泻 白术土炒，各一钱 猪苓一钱 肉桂去粗皮，三分 姜二片

胎前痢疾第[1]三十

妊娠脾胃虚，或食生冷，滞积于中，不能克化，湿蒸热瘀，腹痛后重。白伤气，赤伤血，气血俱伤，赤白间杂，滞下不休，绵延不解，形瘦精枯，遂成不治。宜分虚实寒热调之。

厚朴黄连豆蔻散 治妊娠下痢黄水。

厚朴姜汁炒，五钱 黄连姜汁炒，五钱 肉豆蔻一个，面裹煨

上为末，每服二钱，开水调，徐徐服。

甘草黄连汤 治热毒痢。

炙草 黄连各一钱 干姜二分

胃苓汤见前条泄泻门

补中益气汤 调理脾胃，升提下陷。

黄芪蜜炙，一钱半 人参 炙草各一钱 白术土炒 陈皮留白 归身各五分 升麻 柴胡各三分

加姜、枣汤[2]。表虚者升麻用蜜炙。

胎前时气第三十一

四季之中，非其时而有其气，谓春寒、夏凉、秋热、冬温，皆为不正之气。感之者不知长幼，其症相类，乃云时气。妊娠染之，多致伤胎。宜用人参败毒散调之。

人参败毒散

人参 茯苓 枳壳 桔梗 柴胡 前胡 羌活 独活 川芎各一两 甘草五钱

每服二两，加薄荷、生姜煎。

---

① 第：原缺，据文例补。下同。

② 汤：当为"煎"。

大便不通第三十二

此因肺脏燥热，遗于大肠，致胎气闭塞，大便不通。禁用芒硝，当以大黄汤通之。若血燥便闭，宜服滋血润肠汤调之。

大黄汤

酒制大黄三钱　枳壳一钱半

滋血润肠汤　治血枯便闭。

大黄煨，三钱　桃仁去尖，十二粒　当归　枳壳　麻仁　红花　赤芍各一钱　韭汁一匙

水煎，入白蜜一匙。

小便闭塞第三十三

妊妇虚弱，忧闷心躁，心火妄动，遗热于小肠，传于脬①，致小便不通耳。若心肺气滞，则加喘急；或胎满逼胞，亦致小便不利，名曰转胞。宜当升提，胎胞系疏，小便自利。

八味丸　治妊妇饮食如常，但烦热不得卧及倚，且因胞系了戾②，不得溺，名转胞。但利小便则愈，内有茯苓散故也，缓则不救。

熟地八两　萸肉　山药各四两　茯苓　丹皮各三两　附子　肉桂各一两

上为末，炼蜜丸桐子大，每服七十丸，空心淡盐汤下。

胎前赤带第三十四

妊妇虚热，血下如猪肝色也，日夕不止，精神倦怠，是为赤带，宜用侧柏丸自愈。

---

① 脬（pāo 抛）：膀胱。
② 了戾：萦回盘曲貌。

侧柏丸

侧柏叶晒　黄芩各四两

上为末，炼蜜丸桐子大，每服五十丸，灯心汤下。

胎前白带第三十五

此因孕妇体虚，湿痰下注，先用四物汤清其热，再服闭白丸，十日可愈。

闭白丸

龙骨　牡蛎煅　海蛸去甲　赤石脂各等分

上为末，米糊丸桐子大，每服三十丸，开水送下。

胎前乳肿第三十六

妊妇乳内有块作痛，便发寒热，此谓内吹。宜用皂角一条，烧灰存性，研末调服，用酒可消。

遍身瘙痒第三十七

孕妇脾受湿热，致遍身瘙痒，不须前药，宜用樟脑研末，烧酒调擦即愈。

阴门痒第三十八

妇人有孕，房事不节，阳精留蓄，因而作痒，用川椒、白芷煎汤洗漉则安。

阴门肿第三十九

孕妇胎气不能游动所致，故阴门肿痛，宜用安胎顺气散，数服可愈。

安胎顺气散

诃子生研，一两。每服二钱，水煎温服。

鬼胎第四十

夫人之脏腑调和，气血充实，精神健旺，自无此候。若营卫虚损，形神衰弱，邪魅乘之，有如怀妊之状，故名鬼胎。治宜补益元气，继以雄黄丸服之，自当散结。

归脾汤

人参　白术土炒　茯苓　枣仁　龙眼肉各二钱　黄芪蜜炙，一钱半　当归酒洗　远志各一钱　木香　炙草各八分

雄黄丸　治鬼胎瘀血腹痛。

蜥蜴炙黄，一枚　蜈蚣炙，□□，一条　雄黄　鬼臼去毛　獭肝炙黄　飞砂　巴霜去油　莽草①

上为末，蜜丸桐子大，每服二丸，空心温酒送下，日二服。或下如蛇虫之形，其病乃除。

胎前下血第四十一

孕妇下血胎动，当审其妇形。壮者三五日间自然分娩，可服安胎散则止。若体弱形瘦，冷汗大出，面如灰色，四肢无力，乃属病久，形神乃脱者，症为不治。

安胎散

生地　当归　阿胶　人参　茯苓　川芎　茴香各二钱　炙草三分

水煎，阿胶溶服。

妊妇半产第四十二

妇人有孕，阳施阴化，气血调和，经养完全，则十月满足

---

① 莽草：为八角科植物狭叶茴香的叶，味辛，性温，有毒。功能祛风止痛，消肿散结，杀虫止痒。

而产。若动伤气血，不能营养胎元，更加腰痛，或三五七月而堕，名为小产。若不调治，恐再孕复然。宜用全生活命汤。如气虚下陷者，补中益气汤；如营卫俱虚者，宜服八珍汤调之。

全生活命汤

生地　熟地　白芍各二钱　柴胡五分　升麻五分　红花五分

八珍汤

芎　归　芍　地　参　苓　术　草

补中益气汤见前三十条

卷　四

临产门

坐月将护论第一

妇人以血为主，惟气顺则血和，胎安则产顺。至产月时宜安神静养，时常步履，切忌多睡饱食，以及酒醴杂药。欲产腹痛，不可多人喧哄仓惶，须得二人扶行及凭物站立。若胞浆已破，腰腹痛甚，是胎离经，令产妇屈膝仰戤①，不可睡倒，待儿转身，头向产门，方可用力。若烦渴，用滚水和白蜜一匙调服；觉饥，食糜粥少许，勿令饥渴，恐乏其力。不可服催生药，坐草②慎之。

临产脉论第二

《脉诀》云：欲产之妇脉离经，沉细而滑也同名，夜半觉痛应分娩，来日午候定知生。离经，谓离其常经也。一呼三至，一吸三至，临产之脉，得沉细而滑，乃肾脏本脉也。肾系胞络，见此脉者，亦与离经同也。

杂病生死歌第三

血下如同月水来，胞干漏极至伤胎，更兼妊母多忧虑，争遗神丹救得回。

心腹寒疼面目青，气微冷汗命归阴，血来不止胎冲上，满

① 戤（gài 盖）：依靠。

② 坐草：临产之别名，语出《经效产宝》。因古代产妇临产时，或坐于草蓐上分娩，故名。

闷胸中定殒身。

面赤唇红舌上青，母存子死已知因，面青舌赤沫涎出，子活娘亡果是真。

口舌乃青唇面黑，能教子母尽伤身，预看生死推详色，应验无差不讹陈。

十产论第四

生产之时须预知十症，庶免夭折于无辜也。慎之！

一曰正产。怀胎十月，阴阳气足，忽然作阵疼痛，胎至产门，浆破血下，儿即顺生。

二曰伤产。胎未足月，有所动伤，忽而脐腹痛甚，或服催药，或因产妇用力太早，逼儿错落，不得下地。待儿身转顺，头向产门，方可努力送下。

三曰催生。临产时，儿头至产户不得下，或经日久产，母疲倦难生。宜服催药以助其气血，令儿速生。

四曰冷产。天气寒冷，产母气血迟滞，儿不得下。衣裳宜厚，产室宜暖，庶可易生。

五曰热产。天气酷暑，产妇须温凉得宜，热甚且头痛昏晕，凉风阴雨亦当谨避。

六曰横生。儿转身之时，因产母用力所逼之故。手出产门，宜安然仰卧，用稳婆推儿身，顺头向产户，以中指探其肩，不令脐带羁绊①，产母努力，儿下。

七曰倒产。儿身未转，用力太早之故也。足出产门，令产妇仰戢，须稳婆将儿推入，俟儿自顺。若良久不下，须手入产户，逼儿转顺，用力努下。

---

① 羁绊：原作“羁板”，据文义改。

八曰偏产。儿回身未顺，产母努力，逼儿头偏一边。产曾露顶，非也，乃额角耳。须轻手正其头向产门，努力即下。若儿顶后脑骨偏住谷道①，以绵衣烘暖裹手于谷道旁，轻轻推正，产母努力即下。

九曰碍产。儿身已顺，头已露顶，产母努力不得下，因脐带绊肩，须稳婆轻推儿上，中指按肩，脱脐带，候儿身顺，努力即生。

十曰盘肠产。临产则母肠先出，然后产子。其肠不收，名为蟠肠生。用醋水各半盏，默噀②产母头上，其肠即收。

产难治论第五

难产者，因儿转身，将儿枕血，枕血块破，碎于胞中，败血壅滞。急服胜金散消其血，使儿下地。或富贵之家过于安逸，致血滞而胎不转，或交合多，使精入于胞间，胞衣厚极，亦致难产。如四五日不下，气衰力弱者，须人参二钱，煎令服之，元气充足则有力送胎矣。若腹或痛或止，名曰弄胎。因稳婆不悟，入手试水，致胞破浆干，亦令难产，用如圣散服之，自然产下。或儿身未转，坐草太早，努力太过，以致胞衣破而血水干，产路涩则儿难下。宜服如圣散以固其血，候儿头正身顺，努力即下。

胜金散

麝香五分，豆豉五钱。为末，每服一钱。秤锤烧红，淬酒送下。

---

① 谷道：肛门。

② 噀（xùn 训）：将水含在口中喷出。

如圣散

黄蜀花焙干为末，每服二钱，热酒调下。若漏胞干，涩滞难产，连进三服即产。如无花，用葵子半合，研末温酒调下。

催生方论第六

命本于有生之初，岂能催乎？有调理不周，亦可以尽人事而调治之。催生之法，盖谓难产而设也，今开历验数方于后。

催生如神散　治逆产横生，其功甚大。

白芷　百草霜各等分

上为末，每服二钱，童便、米醋加沸汤调下，或童便酒煎服。盖血见黑则止，更能固血而无干涩之患，何虑胎之不下也。

柞木饮子　治难产满闷，腹痛胎烂。

甘草切五段，半尺　生柞木指大三尺，锉

水三钟，纸封灌口，煎五分。候胎顺产门，煎温服，即时分娩，更无诸苦。

兔脑丸　治症同前。

兔脑髓腊月者佳，去皮膜，一个，研为膏　乳香去油，研，一两　丁香去顶盖，二两　麝香细研，二两

上为末，兔脑丸芡实大，阴干，温水下一丸。男左女右，手中握住下地。

产不顺方

蛇蜕头向下者，一条　蚕脱纸一张

上入新瓦罐内，盐泥固济，煅，存性为末。每服一钱，榆白皮煎汤调下，三服，觉痛即生。

又方

鱼胶一尺，新瓦上煅，研，陈醋调服，立下。

交骨不开第七

妊妇元气素弱，失于调养，致血气不能运达，故交骨不开，宜服加味芎归汤自效。

加味芎归汤　治交骨不开。

川芎　当归各一两　自死龟板酥炙，一个　妇人头发烧存性，一握

上为末，每服五钱，水煎服。约人行五里即生，死胎亦下。

死胎上喘第八

孕妇感受热毒，失于清解，至六七日后，脏腑热极熏蒸，以致胎死腹中，不能自出，腹满闷，气逆而喘，须验舌色青黑者是也，宜服黑神散下之。

主令　死胎喘急肺虚空，蒸热胎伤气上冲，童便和调陈酒下，黑神散服可能通。

黑神散

熟地　蒲黄　当归　黑姜　白芍　黑豆各二钱　桂心　炙草各一钱

研为末，每服二钱。

死胎不下第九

胎死腹中，乃因惊触伤胎，当验妊妇舌色青黑者，其胎已死，急宜下之。用朴硝五钱，童便一杯煎服，其胎即化秽水而出。或用斩烂散尤妙。若孕妇面黄舌不青黑，指甲红者，不可轻用此药。

斩烂散

肉桂　白芷各一钱　滑石三钱　斑蝥元米①炒，五枚

---

① 元米：即糯米。

为末，每服一钱，酒下。

逆产横生第十

产妇临产时惊动太早，或触犯禁忌，或用力不时，以致儿横腹中，急令稳婆用手轻轻推顺，速服催生如圣散，自然下地。

主令　妇人气逆致胎横，益母童尿酒下行，当用催生如圣散，安然调服即能生。

催生如圣散见前第五条

胎不降生第十一

孕妇不知调摄，但觉腹痛，因不晓，稳婆将胞摘破，浆水流干，其血先下，胎干令儿难出。服益母散以生水，水泛舟行，自当即生。

益母散

益母草二钱　麝香五分　白芷一钱　肉桂五分　当归二钱　滑石二钱　炙草三分

束胞滑胎第十二

妊妇临月，宜预备滑胎汤药，连进二三帖，即能易生，屡验。凡孕至七八个月，便可服之。

枳壳散　令胎瘦易产。

商州枳壳麸炒，一两，炙草五钱。为末，每服二钱，空心沸汤下，日三服。

达生散

大腹皮三钱，紫苏、人参、白术土炒、陈皮、当归酒洗、白芍酒洗，各一两，炙草二钱，青葱五叶，黄杨脑①七个。煎加黄芩一钱。

保产无忧散 治妊妇身居安逸，口厌甘肥，忧乐不当，饮食不节，胞衣肥厚，根蒂坚牢，八月服之，自当易产。

川芎 当归 白芍 枳壳麸炒。各二钱 乳香去油 木香 血珀②用猪心和之。一钱半 炙草三分

上为末，每服三钱，开水调下，日三服。

催生益母丸

益母草 车前子 冬葵子 枳壳 牛膝各等分

上为末，蜜丸桐子大，每服五十丸，沸汤或酒下。

断产方论第十三

《易》曰：天地之大德曰生。岂可以绝产乎？或有妇人临产艰难，生育不已而欲断之，故勉录验方，以备其用。若服虻虫、水蛭之类，祸在反掌。今用蚕故纸尺许一方，烧灰存性，为末，产后酒调下，血虚者终不复孕。《千金方》用银苗香油煎一日，方且空心服枣大一丸，永断其产，且不损人。

凡一切断产之药，多用峻厉之品，往往有来不起之候者，然则产之患甚，而断产之患尤甚也，宜深慎之。

① 黄杨脑：即黄杨叶，为黄杨科植物黄杨的嫩叶，有清热解毒，消肿散结功效。《本草纲目》："治妇人产难。"

② 血珀：琥珀中的一种，颜色成红色或深红色。

卷　五

产后门

产后总论第一

妇人产下，惟宜祛瘀生新。少腹烦疼，皆属久温冒冷。恶露者，孕成余血之所聚也，至产随儿带下。有因产母劳倦无力，送儿胎迟下，失于调护，盖血见冷则凝滞不行，有块作痛者，名曰儿枕。毋轻用攻血峻剂，勿多食椒、姜及酒，过食大热，新血亦未免损失多矣。

产后脉论第二

凡妇人新产之后，诊得脉来缓滑者，为气血通利调和，是乃安吉之兆。若见牢大弦急则凶，此为死脉。脉重沉微小者，此是体虚相应，亦云吉兆。诊得虚硬大小不调匀者，此为气血衰绝之脉，乃云必死。

若重手按之，乃得脉来沉细附着于骨，不断续而有力者，乃为产后平脉也。

产后论治第三

凡产后血气大虚，理宜温补，但恐恶露未尽，用补须无滞血，当用去瘀生新之法，惟服生化汤方为最。攻块无损元气，行补又带补养，方处十全，治无一失。有用四物汤理血，误人多矣，内有生地，性寒滞血，芍药酸寒收敛。更有用回生丹以攻血块，虽见速效，未免损伤元气，或不得已而用之，下胎下胞，只可一丸，不宜多服。有治血块用生地、红花以行之，苏木、牛膝以攻之，理气用乌药、香附以顺之，厚朴、枳壳以舒之，甚有青皮、枳实以行气定喘，用芩、连、知、柏以退热除烦，血枯而大便燥实承气汤下之而愈结。汗多则小便短涩，五苓散通之而愈闭。其用偏门，罔知固本。又见用山楂以消血块，弱人频服二三次者，此必死也，深可叹哉！

生化汤 临产时宜预备二三帖，至胞衣一破，急煎一帖，俟儿下地，即令服之。不论正产半产，少壮产妇，平安无事，亦宜与服，更能祛瘀生新。

当归酒洗，五钱　川芎三钱　干姜炒黑，五分　桃仁去皮尖，研，十粒　炙草三分

水煎，加酒二匙温服，渣留后服，并煎其二三帖，在一二时之内，未进饮食之先，相继煎服，则恶露速化，新血骤长，自免昏厥等症。

生化汤者，因药性之功用而立名也。盖产后旧血宜消，新血宜生，若专主消旧则新血不宁，专主生新恐旧血亦滞。考诸药性，川芎、当归、桃仁善破旧血而生新血，佐以黑干姜、炙草，能引上三味入于肺肝而生血理气。药虽五味，其力则行中有补，化中有生，实产后之至方，因名之为生化也。大凡病起于气血之衰，脾胃之虚，而产后之气血脾胃尤衰而虚甚者也，是以丹溪先生之论产后，必当大补气血为先，曾有他症，以末治之。此三言者，尽医产之大规。若能广充立方用药，则治产可无大过矣。夫产后受惊劳倦，气血暴虚，诸症乘虚易袭。然有气毋专耗散，有食无专消导，热不可用芩、连，寒不可用附、桂。寒药则血块停滞，热药则新血流崩。至若中虚外感，见三阳表症，似可汗也，在产后而用麻黄则重竭其阳；见三阴里症，似可下也，在产后而用承气则重亡其血。耳聋胁痛乃肾虚，恶

露之停，休用柴胡。谵语汗出是元气虚，邪之腠①，毋同胃实。厥由阳气之衰，难分寒热，非大补不能回阳而起弱；痉因阴血之虚，毋论刚柔，非滋荣不能舒经而活络。又如乍寒乍热，发作有期，症似疟也，若以疟治，则迁延难愈；神不守舍，言语无伦，病似邪也，若以邪治，则危亡可待。去血多而大便燥结，苁蓉加于生化，非润肠承气之能通；发汗多而小便短涩，六君倍用参芪，庶生津助液之可利。加参生化频救产后之危，长生活命屡苏绝杀之人。癞疝脱肛，多是气虚下陷，须用补中益气；口噤拳挛，乃因血燥风生，全仗加参生地。若产户入风而痛甚，服用羌活养营汤；如玉门伤冷而不闭，洗须蛇、菟、萸、硫黄。怔忡惊悸，生化汤加远志；似疟恍惚，安神丸助归脾。由气而满闷虚烦，生化汤用木香为佐；因食而噎酸恶食，六君子和曲麦为良。苏木、棱莪，大能破血；青皮、枳壳最消胀满。一应破血耗气之剂，汗出宣下之品，只可于少壮，岂可用于胎产？大抵新产之后，先问恶露如何。痛块未除，可不遽加参芪、白术。腹中痛止，补中益气无疑。至若阳亡大热，血崩昏厥，速服生化原方，乃可救危。

王太仆②云：治上补下，制以急。③缓则滋道路而又力微，制急方而气味薄则力与微同，故治产当遵丹溪而固本，服药法宜效太仆以加斯也。

加参生化汤 治产后诸危症，必须频服二三帖，不可照常

---

① 腠：疑作“凑”。

② 王太仆：即王冰（约710－805），号启玄子，唐代医家。唐宝应中（762～763）为太仆令，故称为王太仆。

③ 治上补下制以急：语本《素问·至真要大论》。原文为“补上治上制以缓，补下治下制以急”。

症服药，以致不能接补将绝之气血而危症不可救也。

生化汤见上，加人参一钱。水煎入童便一杯，酒二匙，温服。若虚脱危症汗多，加参至三四钱，入枣煎。脉脱、形色脱将绝危症，必须此药灌救之。分娩后血晕血崩，汗多形神皆脱者，惟宜此药可救。

若无汗腹痛有块，宜服生化原方；若产后汗多而渴，宜加人参、麦冬；汗多痰嗽加人参、竹沥、杏仁、姜汁；无汗喘嗽气短加荆芥、桔梗、杏仁；汗多而喘，咳嗽声哑加杏仁、贝母；虚汗不止，宜加黄芪、五味子。

产后症治活法第四

凡产后三日或四日内，块痛未除，不可竟加参、芪、白术。若遇危症，加参可救。

凡产后三日内则块痛未除，气血虚脱，或血晕汗多而厥，或形色脉脱，口气渐冷，或烦渴不止，气上喘急，可从权加参芪以救其危急。或暴卒中，生化汤加竹沥、姜汁。

凡产后暑月，亦宜服生化汤以除痛，则用暖衣护腹。若受寒，曾服药，块亦难消矣。

凡产后七日内，感寒伤冷，血块凝滞，腹痛甚，生化汤加肉桂。

凡产后二三日，服过生化而块痛觉减，按之而痛止者，虚也，宜服加参生化汤。

凡产妇体气素弱及胎前虚症，至产晕倦，速服生化汤一二帖，即加人参。

凡产后濈濈然汗①出，气短神昏，乃属危症，急服加参生

① 濈濈然汗出："汗"字原无，据文义补。濈濈然，连绵不断貌。

化汤。凡胎前起泻而产后不止，晕倦无神，服生化汤即加人参。

凡产后身热汗出，气促咽塞，乃危症也，服生化汤即加人参，连服数帖，方可回生。

凡产后手足厥冷，或口干燥渴，乃属大逆，速服加参生化汤。如渴甚，煎生脉散代茶饮。

凡产后血晕气脱，烦躁不宁，目眩神昏，语言不正，速服生化头煎，即用定志安神之品，毋信邪祟之说。

凡产妇日久不食，服药即吐，必须人参二三钱，入姜二片，白米一撮，煎令服之，以养胃气。夫胃之所利者，谷。日久不食，胃气空虚，岂胜药味，宜煎参渐渐灌之。

产后调护法第五

妇人产下，饮热童便一杯，闭目少坐，令人扶持，以热手从心按捺至腹脐间五六次，使恶露下行。然后上床竖股屈膝仰戤，不可头偏睡倒，以防血晕血逆，不时从心擀捺至脐下，则恶露不停矣。

腹间宜用衣被烘暖盖覆，暑月亦宜盖衣被，如受寒则血块不行，更又作痛。

产儿下地，胞衣迟下，要盖护产母下部。若冬月用火炉烘之，或暖衣护腹，急为紧要，宜服下胞衣丸或益母丸。

产妇虚实甚，须要预备炭烧铁碢投醋中，或烧漆器，使产母臭气冲闻之，可免血晕。

产毕即服生化汤，如饥，食白米粥一碗，不令过饱，仍服生化汤。

产妇七日内不可洗下部，满月后方可梳头洗浴，百二十日内不可劳力过度及同房交媾。

产妇虚甚，不可多食酒，虽能行血，然入四肢五脏，气衰恐不胜酒力。

产妇遇冬月天气，宜密闭房牖，四围置火炉，其间常令温暖下部。

世俗十弊第六

产母食牛、羊、猪肉及鹅、鸭、鸡子，虚人恐难消化，荤辛亦宜少食。

产后毋食真粉粥、荞麦面之类。

产后毋多食椒、姜及酒，血块虽得行，恐致新血不宁。

产妇不可任性。倘天气温暖，少穿衣服，及床上欠温，初时虽不知觉，少顷略见微冷，已受寒矣，遂有腹痛寒热之发。

产后毋食橙、橘、梨、菱、水果及冷水、冷药一切冷物，致血块凝结。

产后毋食橙丁①、柿干、枳、术、木香、香附、砂仁等一切燥毒，恐损伤元气。

产后无多言语，则勿伤神。

产虽暑月，亦不可用冷水洗手足。

产妇不可怒郁悲忿，免致瘀逆流崩，轻则成患难瘥，重则危亡立验。

宁波时俗用姜数斤以消血块，使发热亡血，多至危厄，当戒之。

用药十误第七

产后误用顺气耗气药，反增饱闷。即如陈皮之类，五日内亦不可轻用。

---

① 橙丁：用橙子切小块加糖做成的蜜饯。

产后误用消导药，多致损伤不救。

产后误用芩、连、栀、柏以退热，反致身热更甚，胃败不食。

产后三日内未服生化汤，误用参、芪，以致块痛不除。

产后误食生冷，致恶露凝滞，仍服生化汤。

产后误用大黄、芒硝以通大便，致泄泻不止，反成膨胀之类。

产后误用三棱、莪术、牛膝等类以攻血块，则新血亦伤矣。

产后误用山楂一味煎汁服之，以行血块，或致危症而死。

产后误用回生丹，又名济神丹，服之下胎下胞，多致有损。

产后毋用百宝汤，及产妇医方，宜当慎之。

产后药忌第八

如消渴禁用半夏；胸中满闷禁用甘草；目疾禁用猪苓、泽泻；诸痛禁用补药；新产禁用白芍；血虚禁用表汗药；中满禁用大枣。如此之类，不可不知。

胞衣不下第九

此因气力疲倦，不能努出，或外乘风冷，血遂凝塞，或血入胞中，胀大不得下，致心胸满闷，胀痛喘急，则产母难保矣。不可睡倒，令产妇戳坐，必先断脐带，用草鞋系坠之。如冬月，扶产妇上床，倚人坐被，用火炉烘暖下部，急服夺命丹下之。胞下后恐防血晕，仍服生化汤为要。

主令 胞衣不下却如何，疲倦皆由用力过，冒冷触风因血入，令人胞肿怎消磨。须将夺命丹行血，牛膝汤煎效验多，益母丸投童便送，稳教下地得平和。

夺命丹

附子泡，五钱　大黄　丹皮各一两　干漆烧烟尽，一钱上为末，醋煎大黄成膏，丸桐子大，每服五七丸，温酒下。

牛膝汤 治胞衣不下，腹中胀急，服此药腐化而下，缓则不救。

牛膝 朴硝 川芎 当归 蒲黄各三钱 桂心一钱

上为末，每服五钱，入姜三片，水煎服。

花蕊石散 治产后败血不尽，血迷血晕，胞衣不下，甚死。心头温者急用一服，化水而出，其效如神。

花蕊石一两 上色硫黄二钱五分

上和匀入瓦罐内，盐泥封固，阴干。如急用，以焙笼内炙干，炭火煅赤，去火，次日取出，细研。每服一钱，童便热酒调下。

益母丸 端午日或小暑日，采取益母草阴干为末，蜜丸，每服三钱，生化汤下。

如神膏 用蓖麻子仁研烂涂足心，胞衣下即去之。如迟，则子肠随出，即将此膏敷头顶，俟其上收，速去。

产后血晕第十

产后血晕，乃属危急之症，皆由产妇体虚，恶露上逆，心迷垂危。速将铁锤于炭火内烧令赤，投醋中使产妇鼻吸醋气，乃能复苏，即投生化汤。若去血多而晕者，宜加人参调之。

主令 晕厥皆由产妇虚，或因怒郁气难舒，血随上逆心迷混，危急昏沉少气嘘，块铁烧红投醋炒，能教鼻吸醒安居，仍将生化汤为主，虚甚加参病自除。

清魂散 治气血暴亏，虚火妄动，血随火上，以致心神昏迷，口噤眼闭，甚至闷绝。

泽兰叶 人参各一钱 荆芥三钱 川芎一钱

上为末，每服二钱，热酒和滚水调灌下。

产后腹痛第十一

产后腹痛，乃余血未尽，或触冒风寒，身发寒热，瘀血凝滞，宜去恶露，当投聚宝丹为要。

主令 腹痛皆由恶露遗，脉来细紧与沉迟，须将聚宝丹磨服，童便和调酒更宜。弦紧黑神乃见效，延胡归桂刺疼医，腹中绞痛并儿枕，胸满灵脂服更奇。

聚宝丹

琥珀另研 没药去油，各五钱 当归一两 木香 滴乳[①]各二钱 麝香一钱

上为末，水泛丸，每服一钱，童便或酒下。

隐居泽兰汤 治产后恶露腹痛。

泽兰叶 当归 赤芍 干姜炒黑，各四两 炙草五分

黑神散见临产门第八条

小腹痛第十二

妇人少阴脉滑而数者，乃阴中生疮，其名曰䘌[②]，或痛或痒，有如虫行，或脓水淋漓而阴蚀几尽者，皆由心脾郁火，气流血滞，加以湿热下注，乃生虫䘌耳。宜服芦荟丸调之，下部用鹤虱、蛇床子煎汤熏洗。

芦荟丸见众疾门第九条[③]

① 滴乳：即乳香。

② 䘌：虫蚀病。

③ 以下缺“血尽作痛十三”至“阴蚀疳疮四十五”计33条。

总书目

医经

内经博议
内经提要
内经精要
医经津渡
素灵微蕴
难经直解
内经评文灵枢
内经评文素问
内经素问校证
灵素节要浅注
素问灵枢类纂约注
清儒《内经》校记五种
勿听子俗解八十一难经
黄帝内经素问详注直讲全集

基础理论

运气商
运气易览
医学寻源
医学阶梯
医学辨正
病机纂要
脏腑性鉴
校注病机赋
内经运气病释
松菊堂医学溯源
脏腑证治图说人镜经
脏腑图说症治合璧

伤寒金匮

伤寒考
伤寒大白
伤寒分经
伤寒正宗
伤寒寻源
伤寒折衷
伤寒经注
伤寒指归
伤寒指掌
伤寒选录
伤寒绪论
伤寒源流
伤寒撮要
伤寒缵论
医宗承启
桑韩笔语
伤寒正医录
伤寒全生集
伤寒论证辨
伤寒论纲目
伤寒论直解

伤寒论类方
伤寒论特解
伤寒论集注（徐赤）
伤寒论集注（熊寿试）
伤寒微旨论
伤寒溯源集
订正医圣全集
伤寒启蒙集稿
伤寒尚论辨似
伤寒兼证析义
张卿子伤寒论
金匮要略正义
金匮要略直解
高注金匮要略
伤寒论大方图解
伤寒论辨证广注
伤寒活人指掌图
张仲景金匮要略
伤寒六书纂要辨疑
伤寒六经辨证治法
伤寒类书活人总括
张仲景伤寒原文点精
伤寒活人指掌补注辨疑

诊　　法

脉微
玉函经
外诊法
舌鉴辨正
医学辑要
脉义简摩
脉诀汇辨
脉学辑要
脉经直指
脉理正义
脉理存真
脉理宗经
脉镜须知
察病指南
崔真人脉诀
四诊脉鉴大全
删注脉诀规正
图注脉诀辨真
脉诀刊误集解
重订诊家直诀
人元脉影归指图说
脉诀指掌病式图说
脉学注释汇参证治

针灸推拿

针灸节要
针灸全生
针灸逢源
备急灸法
神灸经纶
传悟灵济录
小儿推拿广意
小儿推拿秘诀
太乙神针心法
杨敬斋针灸全书

本　草

药征

药鉴

药镜

本草汇

本草便

法古录

食品集

上医本草

山居本草

长沙药解

本经经释

本经疏证

本草分经

本草正义

本草汇笺

本草汇纂

本草发明

本草发挥

本草约言

本草求原

本草明览

本草详节

本草洞诠

本草真诠

本草通玄

本草集要

本草辑要

本草纂要

药性提要

药征续编

药性纂要

药品化义

药理近考

食物本草

食鉴本草

炮炙全书

分类草药性

本经序疏要

本经续疏

本草经解要

青囊药性赋

分部本草妙用

本草二十四品

本草经疏辑要

本草乘雅半偈

生草药性备要

芷园臆草题药

类经证治本草

神农本草经赞

神农本经会通

神农本经校注

药性分类主治

艺林汇考饮食篇

本草纲目易知录

汤液本草经雅正

新刊药性要略大全

淑景堂改订注释寒热温平药性赋

用药珍珠囊　珍珠囊补遗药性赋

方　　书

医便

卫生编

袖珍方

仁术便览

古方汇精

圣济总录

众妙仙方

李氏医鉴

医方丛话

医方约说

医方便览

乾坤生意

悬袖便方

救急易方

程氏释方

集古良方

摄生总论

摄生总要

辨症良方

活人心法（朱权）

卫生家宝方

见心斋药录

寿世简便集

医方大成论

医方考绳愆

鸡峰普济方

饲鹤亭集方

临症经验方

思济堂方书

济世碎金方

揣摩有得集

亟斋急应奇方

乾坤生意秘韫

简易普济良方

内外验方秘传

名方类证医书大全

新编南北经验医方大成

临证综合

医级

医悟

丹台玉案

玉机辨症

古今医诗

本草权度

弄丸心法

医林绳墨

医学碎金

医学粹精

医宗备要

医宗宝镜

医宗撮精

医经小学

医垒元戎

证治要义

松厓医径

扁鹊心书

素仙简要

慎斋遗书

折肱漫录

济众新编

丹溪心法附余

方氏脉症正宗

世医通变要法

医林绳墨大全

医林纂要探源

普济内外全书

医方一盘珠全集

医林口谱六治秘书

识病捷法

温　病

伤暑论

温证指归

瘟疫发源

医寄伏阴论

温热论笺正

温热病指南集

寒瘟条辨摘要

内　科

医镜

内科摘录

证因通考

解围元薮

燥气总论

医法征验录

医略十三篇

琅嬛青囊要

医林类证集要

林氏活人录汇编

罗太无口授三法

芷园素社痎疟论疏

女　科

广生编

仁寿镜

树蕙编

女科指掌

女科撮要

广嗣全诀

广嗣要语

广嗣须知

孕育玄机

妇科玉尺

妇科百辨

妇科良方

妇科备考

妇科宝案

妇科指归

求嗣指源

坤元是保

坤中之要

祈嗣真诠

种子心法

济阴近编

济阴宝筏

秘传女科

秘珍济阴
黄氏女科
女科万金方
彤园妇人科
女科百效全书
叶氏女科证治
妇科秘兰全书
宋氏女科撮要
茅氏女科秘方
节斋公胎产医案
秘传内府经验女科

儿　　科

婴儿论
幼科折衷
幼科指归
全幼心鉴
保婴全方
保婴撮要
活幼口议
活幼心书
小儿病源方论
幼科医学指南
痘疹活幼心法
新刻幼科百效全书
补要袖珍小儿方论
儿科推拿摘要辨症指南

外　　科

大河外科
外科真诠
枕藏外科
外科明隐集
外科集验方
外证医案汇编
外科百效全书
外科活人定本
外科秘授著要
疮疡经验全书
外科心法真验指掌
片石居疡科治法辑要

伤　　科

正骨范
接骨全书
跌打大全
全身骨图考正
伤科方书六种

眼　　科

目经大成
目科捷径
眼科启明
眼科要旨
眼科阐微
眼科集成
眼科纂要
银海指南
明目神验方
银海精微补

医理折衷目科
证治准绳眼科
鸿飞集论眼科
眼科开光易简秘本
眼科正宗原机启微

咽喉口齿

咽喉论
咽喉秘集
喉科心法
喉科杓指
喉科枕秘
喉科秘钥
咽喉经验秘传

养　生

易筋经
山居四要
寿世新编
厚生训纂
修龄要指
香奁润色
养生四要
养生类纂
神仙服饵
尊生要旨
黄庭内景五脏六腑补泻图

医案医话医论

纪恩录
胃气论
北行日记
李翁医记
两都医案
医案梦记
医源经旨
沈氏医案
易氏医按
高氏医案
温氏医案
鲁峰医案
赖氏脉案
瞻山医案
旧德堂医案
医论三十篇
医学穷源集
吴门治验录
沈芊绿医案
诊余举隅录
得心集医案
程原仲医案
心太平轩医案
东皋草堂医案
冰壑老人医案
芷园臆草存案
陆氏三世医验
罗谦甫治验案
临证医案笔记
丁授堂先生医案
张梦庐先生医案

养性轩临证医案

养新堂医论读本

祝茹穹先生医印

谦益斋外科医案

太医局诸科程文格

古今医家经论汇编

莲斋医意立斋案疏

医　史

医学读书志

医学读书附志

综　合

元汇医镜

平法寓言

寿芝医略

杏苑生春

医林正印

医法青篇

医学五则

医学汇函

医学集成

医学辩害

医经允中

医钞类编

证治合参

宝命真诠

活人心法（刘以仁）

家藏蒙筌

心印绀珠经

雪潭居医约

嵩厓尊生书

医书汇参辑成

罗氏会约医镜

罗浩医书二种

景岳全书发挥

新刊医学集成

寿身小补家藏

胡文焕医书三种

铁如意轩医书四种

脉药联珠药性食物考

汉阳叶氏丛刻医集二种